薬に頼らず対話によって病気を治す本

医学博士・内科医
笠木伸平

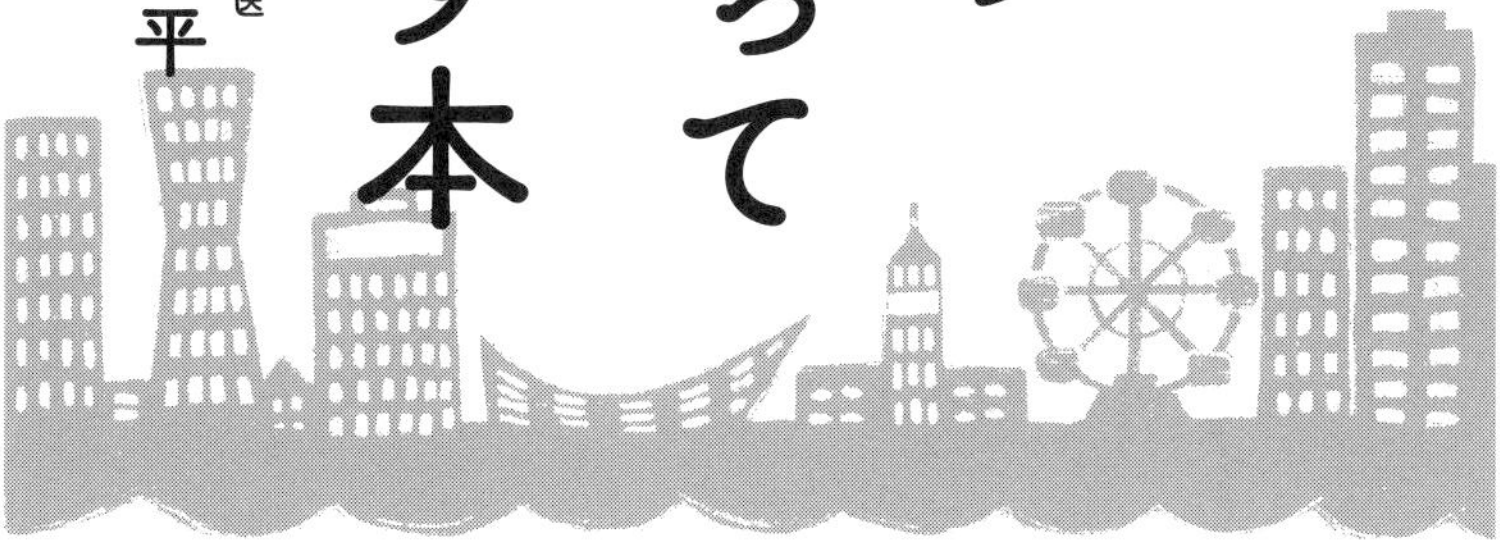

モザイク出版

はじめに

医師はあなたの話を聞いてくれますか？

私たちは、普段、健康に過ごしていても明日には病気になるかもしれません。すでに慢性の病気になって、薬を飲みながら、なんとか日常生活を過ごしている方もおられるでしょう。そういう時には、病院を受診し、医師と相談しながら、食事療法、運動療法、薬物療法等で養生すると思います。でも、医師はそんなあなたの話に、じっくりと耳を傾けてくれているでしょうか？

なぜそんな質問を投げかけたかというと、いまの医療現場では、患者さんの話を聞かない医者があまりにも多いからです。

一般に、患者さんに対して上から目線とされる医師は、患者さんの感情や思考に耳を傾けることなく、指示、命令、アドバイスを行いがちです。それらは、患者さんの行動変容への意欲につながらないばかりか、患者さんに「従いたくない」といった感情、抵抗を招くことさえあります。そういう医師は、患者さんの行動とそれにつながる感情や思考を、無意識に否定しているのです。

中には、言うことをきかない患者さんに対して怒り出す医師もいます。医師は、自分の伝えたいことが伝わっていないと感じた時に、「どうして患者さんは理解してくれないんだろう？　説明が悪いのかな？」と考え、さらに説明を加えます。一方、患者さんは、「どうして自分の気持ちを理解してくれないんだろう」と思い、いつまでたっても気持ちが整理できない状況が続きます。「頭ではわかっているけど心がついてこない」患者さんに対して、一生懸命、頭（思考）の部分に働きかけるため、コミュニケーションの齟齬が起こっているわけです。病気に対して不安を抱えている患者さんは、どれだけわかりやすい説明を受けても、気持ちの整理がつかないかぎり、前向きにはなれません。

私が薬に頼らず対話による医療を始めたわけ

大学病院に勤めていた頃、私はある事実に気がつきました。それは同じような条件下におかれた患者さんでも、すぐに治る方となかなか治らない方がいることです。不思議だなと思いながら日々経過を観察し、また自分でもいろいろ調べているうちに、ヒントを見つけました。それは、治りたくて、そのために行動しているのか、医師から見捨てられないよう、医師の指示どおりに行動しているかの違いです。前者は治り、後者は治りません。大事なのは、治療する主体が、前者は患者さん自身であり、後者は医師（医療者）ということです。治療方針が腑に落ちていれば、気持ちも改善の方向に向かいます。けれども、頭ではわかっているが、病気に悪いことを止められない状態であれば、腑に落ちていないだけでなく、「医師の指示どおりにしているのに、どうして改善しないのか！」と、怒りを自分や医療者に向けるかもしれません。これは、人間の行動が、知性よりも感情に強く左右されることを物語っています。それにもかかわらず、人間関係において、感性を磨いたり、感性を使ってコミュニケーションを図ったりすることが日本では軽視されてきました。学校で、知性の教育に重きを置き、感情の教育が蔑ろにされてきたことと無関係ではないでしょう。相手の感情をどう受け止め、どう処理し、どう対応するかについての教育を受けていないと、深いレベルのコミュニケーションなどできません。

医師は、病気や医学に関する教育やトレーニングを受けているがゆえに、病気の専門家と一般に思われています。しかし、「心」の病気を扱う心療内科や精神科の医師でさえも、「心」を扱った教育やトレーニングを受けていません。それらは、長期にわたり、専門的な教育や訓練を実績のある機関で行う必要がありますが、それを実際に受けているのは、医師ではなく、公認心理士やカウンセラー、心理療法家といった方々です。医師が受けているトレーニングは、主に薬物療法に関するものであり、どの薬が、症状を抑えるのに最も効果があるのかを学びます。しかし、どんなに最新の薬を処方したところで、患者さんの心にアプローチする医療でなければ、根本的な解決には至りません。

特に慢性の病気については、薬物を第一選択として使うことに私は懐疑的です。投薬とは、本来人間の身体に必要のない、いわば「毒」を体内に取り込ませるようなもの。長期的に見れば根本解決の機会を奪うのみならず、かえって「薬がなくては生きていけない」という依存すら生み出しかねません。病気がぶり返さないようにするには、薬に頼らず、患者さんの「心」に働きかける「対話型」の診察の方がうまくいくというのが、私の結論です。

医師主導型の治療では病気は治らない

１９００年代前半に活躍したアメリカの臨床心理学者に、Ｃ・Ｒ・ロジャースという人がいます。彼は、カウンセリングや心理療法の世界に、大きな変革をもたらしました。彼の提唱した革命的なカウンセリングの特色は、「クライアント中心療法」といった名称にも表れています。心理治療の多くは、病気の診断を行い、それを治療につなげることが主体でした。今でも、昔と変わらず、実際の臨床現場での医療面接のほとんどは、医師が患者さんに、専門的立場から有効と考える方法を提示したり、実行するように助言をしたり、命令して無益な行為を禁止したり、安心させたり、元気づけたりする、医師主導型の「指示」です。しかし、ロジャースは、長らく習慣になっていた医療面接の方法に根本的な疑問を抱きました。それは、医師が優れた診断や心理療法を行ったとしても、医師が期待するような治療効果が得られなかったり、患者さんが前向きに治療に取り組めなかったりする例がたくさん認められたからです。医師は患者さんに、医学的に正しい治療法を伝え、従うように指示しますが、それで患者さんが治療への意欲を持つかというとそうではありません。どれだけ医師が医学的に正しいことを伝えても、患者さんがそれを実行するには、「腑に落ちる」必要があります。そのためにロジャースは、医師がどんな治療法を選択するかよりも、患者さん自身の「よくなりたい」という気持ちを援助し、勇気づけるような対話の方がより重要と考えたのです。どんなに医師が治療をがんばっても、患者さんの協力がなければ治療効果に限界がきます。患者さん自身が診断し、自分の力で解決する力を育めるように援助することが、持続可能な治療効果につながるのです。

ロジャースの提唱したクライアント中心療法に、当時、多くの療法家が疑問を持ちました。「非指示的」心理療法と解釈され、これまで指示的に患者と接してきた医師にとっては、とうてい受け入れがたいものだったからです。しかし、ロジャースの言いたかったのは、決して指示してはいけないということではありません。患者さんの気持ちに寄り添い、患者さん自身が自分の問題と向き合い、自分の力で解決する力を援助する。患者さんがアドバイスを求めれば、医師はそれに対してアドバイスをし、勇気づける。それが、患者さんの治療への意欲を高めることに重きを置いた「クライアント中心療法」の本質なのです。

薬を極力控えた患者の方がめざましい回復力をみせる

ロジャースの考えに触発されて、私はクリニックで薬物をなるべく使わず、患者さんと対話しながら一緒に治療していく方法を本格的に始めました。中には「話なんていいから早く薬だけ出して」という方もいますが、薬を使い過ぎない患者さんの方が、たとえ試行錯誤を繰り返すことになっても、より目覚ましい回復をみせています。

この本を通じて、これまで私がクリニックで実践してきたことの真髄を、できるだけわかりやすい形でお伝えしていきたいと思います。

西洋医学出身の私が東洋医学を選ぶわけ

この本には、東洋医学の知識や考え方がよく出てきます。「西洋医学のお医者さんなのになぜ？」と思われるかもしれません。けれども、病気の治療は西洋医学の専売特許ではありません。ほかにも、中医学、アーユルヴェーダ、波動医学、瞑想、レイキほか、代替医療と呼ばれる治療の種類は多岐にわたります。また、食事療法、運動療法にも、多くの考え方や方法があります。自分の目的に合った結果が出るのであれば、どれもが正解です。私もまた、どれが一番優れているか、などとは考えず、どの医療、治療法が、目的に叶うのかといった観点で、治療者と患者さんとが相談して決めればいいと思っています。

ただし、保険診療をしている医療機関では、厚生労働省が推奨し、国民がどの医療機関でも平等に受けることができる医療に限定されます。それで治ったり、目的が達成されたりするのであれば、もちろんそれで十分です。問題は、目的が達成されない場合です。漫然と効果がない治療が保険医療機関で継続されている例をよく見かけますが、おそらく誰に相談していいのかわからないのが現状でしょう。そういった場合に、歴史的な蓄積と一定の信頼感がある「東洋医学」も選択肢の一つだと私は考えます。

たとえば、頭痛を抑えたいといった場合に、非ステロイド系消炎鎮痛剤で痛みを緩和することができても、これは根本治療ではありません。痛み止めを止めたら、また痛みが出ます。だからといって、そのまま薬を飲み続ければ、薬の副作用（慢性的な血流不全）が起きるおそれがあります。

東洋医学では、一人一人の体質を診断し、改善を目指しますので、同じ頭痛の症状であっても、治療法は異なります。これを「同病異治」といいます。湿気、体内の熱、体外からの熱、貧血、緊張など様々な原因によって頭痛は起き、それぞれで治療法が異なりますが、必ずしも薬に頼る必要はありません。「生活環境要因」や「精神的な要因」と、それが患者さんの体質に与える影響をアセスメント（客観的に評価・分析）できる分野ですので、診断できた時点で、原因がある程度特定でき、その結果、投薬以外の方法が良い場合もあるのです。対する西洋医学は、原因のいかんにかかわらず、あくまで症状を取り除くのが目的です。そのため、個々の状況に合わせた医療、根本解決につながる医療、要因を特定できる医療、予防医療という観点でいえば、東洋医学にかないません。

とりわけ生活習慣病や慢性の病気は、東洋医学に軍配が上がります。西洋医学を修めた私が東洋医学を重宝するようになったのは、以上の理由からです。漢方薬も、自然由来の、身体にやさしいものが多いため、例外的におすすめする場合があります。

一方で、救急医療、急性期医療では、東洋医学は西洋医学に勝てません。だからまずは、「目的に見合った効果があるのか?」、次に「副作用はどうか?」で考えて、様々な選択肢を比較しましょう。医師に相談してもよいのですが、保険医療機関の医師は、患者さんに話せること、お伝えできる治療法の選択肢が限られます。自由診療も行っている医療機関の医師なら、西洋医学に限定されない、様々な提案をしてくれるでしょう。

時間のない時はまず第1章だけでも
——この本の見方

この本は、第1章から、第2章の中のご自分にあてはまる項目へ、そして第3章、「おわりに」と順番に読むことを想定して書かれています。

もし順番に読む時間がないという方は、まず第1章だけでも読んでください。第1章には、意外と知られていないことを含め、病気や不調に関する基本的なことが書いてあります。頑張って治療に専念している患者さんはすでにたくさんいらっしゃいますが、基本的なことを理解していないために、効果が限定的であったり、挫折してしまったりして、医師としていつも歯がゆい思いをしています。そこで第1章にあるような内容を先に設けました。

また第2章に「当てはまる症状・病名が見つからない」という方は、すべての症状・病気に向けて書いた第1章と第3章、そして「おわりに」を読んでください。

もくじ

第2章 ようこそDr.笠木の診察室へ

~症状別・病名別原因と回復のヒント

第3章

答えは患者《あなた》のなかにある！

~病気から抜け出すための思考とツール

参考文献

宗像恒次（筑波大学大学院人間総合科学研究科ヒューマン・ケア科学）

「医療者のためのヘルスカウンセリング法　患者の自己決定を支える」

『日本視能訓練士協会誌』2001年（第29巻）61頁

第1章

どうしていつまでも治らないの?

~最初に知っておいてほしいこと

睡眠に始まり、睡眠に終わる

あなたは毎日眠れていますか?

いきなりこんな話題から本章を始めたのには理由があります。

病気がよくなるかよくならないかはその人の生き方次第。これが、医療現場での経験から私自身が到達した結論であり、本書で書かれていることすべてに共通する基本的な考えです。生命や健康を維持するのに睡眠は、もっとも大切な要素といっても過言ではありません。そして、その質の良し悪しを大きく左右するのは、その人の生き方です。眠れているか眠れていないか、その人の行動を見ていればだいたいわかるのも、日々の行動に生き方が表れているため。病院に行って、薬を処方してもらう前に、まずは自分の生き方を見つめなおす、その手始めとして、睡眠の問題はうってつけなのです。

特に日本人は、たくさん休むことに罪悪感を持っていて、そのために上手く眠れない方が多い。そして、そのことが多くの病気の発症につながっている。これが、長年多くの患者さんを診てきた私の印象です。

もちろん、経済的理由などから、どうしても労働時間が延びてしまい、その結果、睡眠時間が十分にとれないことはあるでしょう。でも、単に「休めない」のと、「休む／休まない」の選択肢があったうえで「休まない」のとでは大きな違いがあります。

選択肢があるにもかかわらず「休まない」という方は、大体が勤勉です。日本人の国民性とも関係しているのでしょう。休もうと思えば休めるのにそうしないのは、何かに心が急き立てられているから。その心理状態を変えないまま布団に入っても、上手く眠れるはずがありません。たとえればそれは、ブレーキを踏みながらアクセルを踏むようなものです。

眠りたい――これを精神的なブレーキだとすると、明日の仕事が気になるとか、もっと頑張らないと、とかいったことが頭の中を占めて、心身を臨戦態勢にもっていこうとするのが精神的なアクセルです。布団に入ったのなら、他のことは一切考えずにブレーキだけ踏めばいいのに、同時に踏んでしまっているアクセルを解除できないのが、現代人の特徴といえるでしょう。

無意識のアクセルに強制的にブレーキをかけるのが睡眠薬

こういう時、多くの方がすぐに思いつくのが、より強力なブレーキを強制的に働かせようという発想。睡眠薬の服用です。

このブレーキは、とても大きな効果を生み出してくれます。けれど、根本的な考え方を変えないかぎり、あくまで一時的な効果しか望めません。いくら薬を飲んでも、「明日失敗したらどうしよう」などと不安な気持ちを抱えたまま床に就けば、薬の効果は薄れます。当然、いつまで経っても服用を止めることはできません。そうなれば、薬漬けになること必至です。

私のクリニックにも、そんな悩みを抱えている方がたくさん訪ねてきます。そうした患者さん全般に言えるのは、「眠る」という行為のために無意識にしてしまう行動が、逆に睡眠を妨げているということです。そういう方には、「〈眠る〉という目的のために有益な行動とは何か？」ということを自分で考えてもらう必要があります。

「眠れない」理由を探している方ほど、自分がしているいくつかの行動が睡眠を妨げているという事実に気がついていません。たとえば、就寝前にゲームなどをするためにパソコンやスマホを見ることについてはどうでしょう。

「それって眠ることに悪影響を及ぼしている可能性があるのですが、そのことについてあなた自身どう考えていますか？」

と聞くと、たいていの方は、次のように答えて、その妥当性を主張します——

「だって必要なんです」

「どうしようもないんです」

そこで私がさらに、

「どうして必要なんですか？」

と理由を尋ねると、答えは決まって

「ストレスがたまっているから」

と返ってきます。

「ストレスを軽減するために他になにかやっていますか？」

と聞いても、それはやっていないわけです。

「眠れないと逆にそれがストレスになりませんか？」

と聞くと、たいてい、黙り込んでしまいます。

これでは、睡眠薬を服用しようと、何か他の対策を講じようと、眠れるはずがありません。正直にいえば、不眠の原因がストレスであろうとなかろうと、患者さんが薬物に頼ろうが頼るまいが、医療関係者はそこに深く関与しません。なぜならそれは患者さん「本人」の問題であり、患者さんでないと決定・解決できないからです。

「メリット＞デメリット」ならば、どんな入眠儀式でもOK

ＰＣやスマホを見ることが絶対にダメというわけではありません。たしかに、その種のデジタル機器、とくにスマホゲームなどの場合、脳を興奮させる作用があるため、就寝前に見ることは睡眠の妨げになるというのが一般的な考え方です。でも、たとえばペットの動画などを見ることによって、気持ちが癒やされ、心のスイッチをオフにできるという方はいます。どの方法が有効かは人によって違うわけで、要は現代人が苦手な心のスイッチオフを上手にできて熟睡できれば、つまり、結果が得られれば、医師の指示に従わなくてはならないというわけではないのです。

アルコールだって、一般には血圧の上昇につながり、興奮状態を誘導するものですから、睡眠の質を悪くすると考えられますが、少量のアルコールがスイッチオフにつながるのであれば、これも有効です。

このように、ある行為をすると眠れるようになると自分が信じられる行動のことを「入眠儀式」と呼びます。スマホでも飲酒でも、ペットの動画や少量のアルコールなら心が落ち着き、安心して眠れるという確信が持てるなら、それも立派な「入眠儀式」。メリットがデメリットを上回りさえすればＯＫなのです。

「眠るのに努力が必要だなんて、こんな理不尽なことがあるだろうか……」

そんな風に悩んでしまう方は、睡眠を別の角度から考えてみるのもよいでしょう。

太古の昔、狩猟採集を主な生きる糧にしていた人類は、野生動物や他の部族などの外敵から常に身を守る必要に迫られていました。その時代に「眠る」ということは、外敵に対してまったくの無防備になることを意味します。だから、よほど安心・安全の条件が満たされていなければ、熟睡など不可能です。かんたんに眠れないというのは一見不合理のようですが、その時代の生存戦略からしたら、実はとても合理的なのです。

さすがに現代の私たちには、そこまでの危険が身に迫っているわけではありません。けれども、長い時間をかけて獲得した習性は何万年の時を経ても失われることはありませんし、だいいち、まったく必要のない習性かといえば、そんなこともありません。現代人にだって、いざという時のための危機管理は必要です。だから、不安でなかなか眠れないのも当然と考えてください。決して、悪いことばかりではない。そのようにとらえるだけでも、気持ちが楽になってくるはずです。

生き方を変えなければ薬は減らせない、手放せない

そうはいっても、安心してリラックスでき、それが質の良い睡眠につながる行為やものがあるに越したことはありません。大切なのは、自分でそう確信できるものを見つけること。それが面倒くさい方は薬に頼ってしまう。でも、薬に頼るのは、先にも述べたように

眠れない以上の弊害が出てくる可能性があります。薬以外の手段を見つけないかぎり、その弊害から完全に免れる術は残念ながらないでしょう。寝られるようになれば、いつか薬が手放せる、ということではないのです。

睡眠薬には、実はただ眠りを誘導するだけでなく、不安を抑える作用もあるため、薬を使ってそれを無理やり抑え込んでしまうと、薬を止めた時に不安が一気に増幅します。脳はそれを本能的に察知しているので、不安を感じたくないために、薬を止めることを危険だと考えるのです。

不安は大抵やって来ない——耐性を身につける

そういうわけで、薬を使わないで済むならそうするというのが、私の治療スタンスです。よく、行動を変える努力をせずに薬だけ減らしてくれという方がいますが、これまでの話からもわかるように、「努力せずに」というのはどだい無理な話なわけです。行動を変えない限り、習慣は変わりません。睡眠薬を使っているうちは、眠れないという根本的な問題に向き合うことが先延ばしされ、いつまでたっても解決しないでしょう。不眠の背景には何らかの不安や、不安によるストレスが隠されている可能性があります。それらに対して自ら切り込んでいければいけるほど、生き方が楽になります。このことは、他の症状にもあてはまる、とても大切な基本であることを、まずは覚えておいてください。

ここまで来て、「ではどうやって不安と向き合ったらいいの?」と疑問を持たれる方には、不安に対して耐性を高めることを、最初のステップとしておすすめします。もちろん性格にもよりますが、たいていは、具体的というよりは漠然とした不安を抱え、くよくよ悩んでいる方がほとんどでしょう。

「不安だな、不安だな」

と思いながら床に就いても、次の日、

「全然不安なことが起きなかった」

という経験が積み重なれば、気持ちは逆転します。だんだんと不安に対する耐性が高まってくるでしょう

ちなみに、私が普段寝るために実践しているのは、なにかを考えている状態から、なにも考えない状態へと切り替えるために、「スイッチを切る」という方法です。もちろん、私の体のどこにもそんなスイッチはありません。あくまでイメージです。心の中で、一度大きな深呼吸をして息を吐きながら、深淵に意識を落とします。そうして、「なにも考えない、なにもしない」、いわば「無の状態」を自分の中につくります。ただ、そうはいってても、やっぱりあれこれ考えてしまうことはあるので、そんな時は、

「今日も頑張った」

「なんとか一日を生きて終えることができた」

などと自分に語りかけ、自分をハグします。それでいきなり眠れるようになるとはかぎりませんが、たとえとってつけたような言葉でも、何も言わなかった場合よりポジティブ

な気持ちになれるのは、人間の脳のしくみからいっても確実です。自分の不安を受けとめてあげられるのは自分だけなのです。そのような夜を重ねていけば、いつしかあなたは正常な睡眠のうちに、一日を終えることができるようになるでしょう。

また不安を感じやすい思考を自己洞察し、克服できるために、第3章でご説明する「感情日記」もツールとして同時にご活用いただけたらと思います。

睡眠に関しては第2章の「不眠症」の項（P.154）もご覧ください。

ストレスで病気になりやすい人、なりにくい人

私たちは、生活の様々な面において、日々、急激な変化に耐えながら、不安を感じて生きています。高度経済成長期のように、物理的な豊かさを追求し、誰もが疑問に思わない時代もありました。けれど、私たちはそれと引き換えに、徐々に人間関係が希薄となり、心の豊かさや安らぎを失ってきたのです。

この世界でどうしたら幸せになれるのか？

答えの一つが「高学歴」です。受験戦争や就活を勝ち抜くことで、将来の地位も名誉も財産も保証されると信じて生きてきた方がほとんどでしょう。たしかに、そういった側面もありますが、残念ながら、安定した職についても、ストレスを強いられ、心身が疲労している方は少なくありません。一流企業に入社後、組織内の人間関係に適応できずに、適

応障害やうつ病の診断をされることもあります。学歴の高低で、人間性の優劣まで決められていると感じ、自信をなくして生きる方もいます。日本は資本主義国家なので、格付け社会であることを完全に否定することはできません。しかし、格付け社会で起こるストレスに耐えて生きていく術を学ぶことなく、すべては自己責任あるいは家庭の責任とされてきたことには問題があります。不登校、暴力、いじめなどの学校や教育の問題、厳しい職場環境、夜型の生活や家庭内不和など、現代人は多くのストレスに蝕まれ、人間関係が希薄なまま、社会からの孤立、分断社会が当たり前になり、問題が解決に向かうどころかますます常態化・悪循環に陥っているのです。残念ながら、その問題を解決できる能力を養う機会はほとんどありませんでした。そのため、問題解決が先延ばしになり、いつまでもストレスに蝕まれた状態のまま生きることになったのです。

ところで「ストレス」という言葉、皆さんはどんな時に使っていますか？

「仕事がストレス」、「○○さんがストレス」、「この環境がストレス」、「○○できないのがストレス」など、自分以外、あるいは自分の能力に対する不満があって、自分のやりたいことができない、思いどおりにならない、理想と現実のギャップが大きい、そんな時に人はストレスを感じるようです。

被害者から加害者に転じる時

実は、病気になりやすい方は、なりにくい方と比較して、ストレスへの対応パターンに一定の傾向がみられます。

第一に、病気になりやすい方は、ストレスがかかった時にストレスをマネジメントする力が低いように見受けられます。ストレスで心身ともに疲労していたとしても、ストレスに対応しない、ストレスの存在を無視する、問題解決を先延ばしにする、逃避を続ける……こういう傾向が強いと、ストレスはどんどん蓄積していき、心身はさらに疲労します。「私は定期的にストレスを運動等で発散しているから大丈夫」という方もいるでしょう。しかし、人間関係のストレスは運動等で解決できるものでしょうか？

ストレスでたまった怒りやイライラを運動で発散したとしても、その原因を根本から解消できたわけではありません。多くの方は、「私は大丈夫」「ストレスの問題は解決している」「自分はストレスに対応できている」と思い込んでいるだけなのではないしょうか？

根本的な問題解決を先延ばしにすれば、そのぶん問題が蓄積するので、自信もどんどん失われていきます。このような悪循環に陥る前に、できるだけ早く問題解決に着手できるといいですね。

第二に、これは病気が重篤化しやすい方に多いのですが、自分あるいは他人を攻撃する傾向があります。そのような方は、どんな病気でも、最初はこんな病気になったのは私のせいだ、生活習慣を改めなくては、早く病気を治さないと周りに迷惑をかけてしまう、と考えます。病気が長引くことで社会的信用を失う不安を覚えるのもこのタイプです。ところが病気がさらに長引くと、なんで自分だけがこんな目にあうのだろう、私だけのせいではないんじゃないか、ストレス社会や周りの環境、上司が悪いのではないか、などと、自分をストレス社会の被害者だと感じるようになります。病気がよくならないのは、周りの環境や、理解のない会社・上司・同僚のせいだと考え始めるのです。

このようにしてだんだん社会的孤独を感じるようになり、私は生きている価値がないなどと思い込むうちに、自分だけでなく他人をも攻撃する思考や感情、行動パターンを強化してしまった方は、時に「被害者」、時に「加害者」を演じることで、周囲をコントロールしようとします。しかし、そんなことをしても、もちろんうまくいくはずがありません。

第三に、病気になりやすい方で、難病といわれる自己免疫疾患やがんに罹っている方は、「劣等感」や「罪悪感」を強く感じる傾向にあります。劣っている自分は、世の中の役に立っていないと感じていると、自己免疫疾患やがんなどの「自分の細胞が自分の体を攻撃するタイプの病気」になりやすいというのは、まだ詳しいメカニズムこそわかっていませんが、とても興味深い現象です。

「人生の目的」がはっきりしている人は病気になりにくい

逆に、「人生の目的」がはっきりしている方は、病気になりにくいという傾向もあります。そのような方は、自ら積極的に行動し、具体的かつ肯定的に物事を決定していきます。ストレスがかかっても人生の目的がぶれることはありません。そのため、病気になったとしても、自分の人生の目的にあった最も有益な方法を選択するし、ストレスを克服した成功体験が手に入れば、それがまた病気を治すエネルギー、自信になっていくわけです。また、人生の目的がはっきりしている方は、日ごろから病気にならないようにも心がけています。

一方、「人生の目的」が定まっていない方は、周りの環境や状況に合わせて行動しようとします。でも、本人は、柔軟に立ち回れていると思っているから、しっかりとプランを立てることは不要であり、かつ不得意でもあります。結果的には無計画な行動があだとなり、体を壊しやすく、病気になっても、その解決に見合ったプランニングができません。

「気」を気にすること

「気」とは何でしょう？　辞書を引くと、空気、天地の間に生じる自然現象、息、様子、におい、心の働きなど、様々な意味が載っています。東洋医学では、「気」はエネルギーの意味で使われ、「気」の作用によって「血」や、「水」いわゆるリンパも流れると考えられています。

「覇気がある／ない」という言葉が示すように、人はそれぞれにエネルギーを持っています。「人気」といえば、不特定多数の人がある特定の人に自然と集まってくること。砂浜を走っている人が地面からの熱を感じて力がみなぎるように感じるのは、「地気」のおかげ。天から降り注ぐお日様の光を浴びて、今日もがんばろうと思えるのは、天のエネルギーである「天気」のおかげです。このように、人は「天地人」のエネルギーを受けたり与えたりしながら生きています。閉じこもりがちの方がエネルギー不足（東洋医学では「気虚《ききょ》」といいます）になるのは、「天地人」のエネルギーを受け取らないせいと考えれば納得ですね。

「気」が流れなくなれば、血も水も流れが悪くなります。「気」がたくさんあっても流れが悪いのは「気滞《きたい》」といい、これにはストレスが大きく関与しています。

現代人は、気虚や気滞になっても、気にしていない方が多いように思います。エネルギーの高い方には、よりエネルギーの高い人が集まり、エネルギー、つまり気がどんどんたまっていくでしょう。一方、エネルギーが滞っていたり、足りていなかったりする方は、その状態が長く続くと、「病気」になります。まさに、「病は気から」ですね。状態の良い気（正気）が外的ストレス（邪気）によって慢性的に障害されて、それが病気を引き起こしているのだとしたら、薬なんかで根本的な回復が望めるわけがありません。

人に気を使いすぎて、自分のことに気を使わないのも、自ら気虚や気滞の状態を作り出してしまうようなもの。これも病気につながります。

病気を、薬などによる見かけではなく、「本当の意味で」治すには、「気」を良い状態に変化させることが必要です。そうすれば、健康になるのと同時に、気が充満したあなたに惹きつけられるように人も集まってきますし、さらに運気を引き寄せるなど、様々な好循環が生まれるでしょう。大切なのは、自らの気の存在に敏感になること。「気を気にする」。まずはそのことを意識してみてください。

気…生命エネルギー。
「血」を養い、めぐらせ、
「水」を流す

血…臓器や組織に栄養分を
与える血液

水…血以外の体液。
汗、リンパ液など

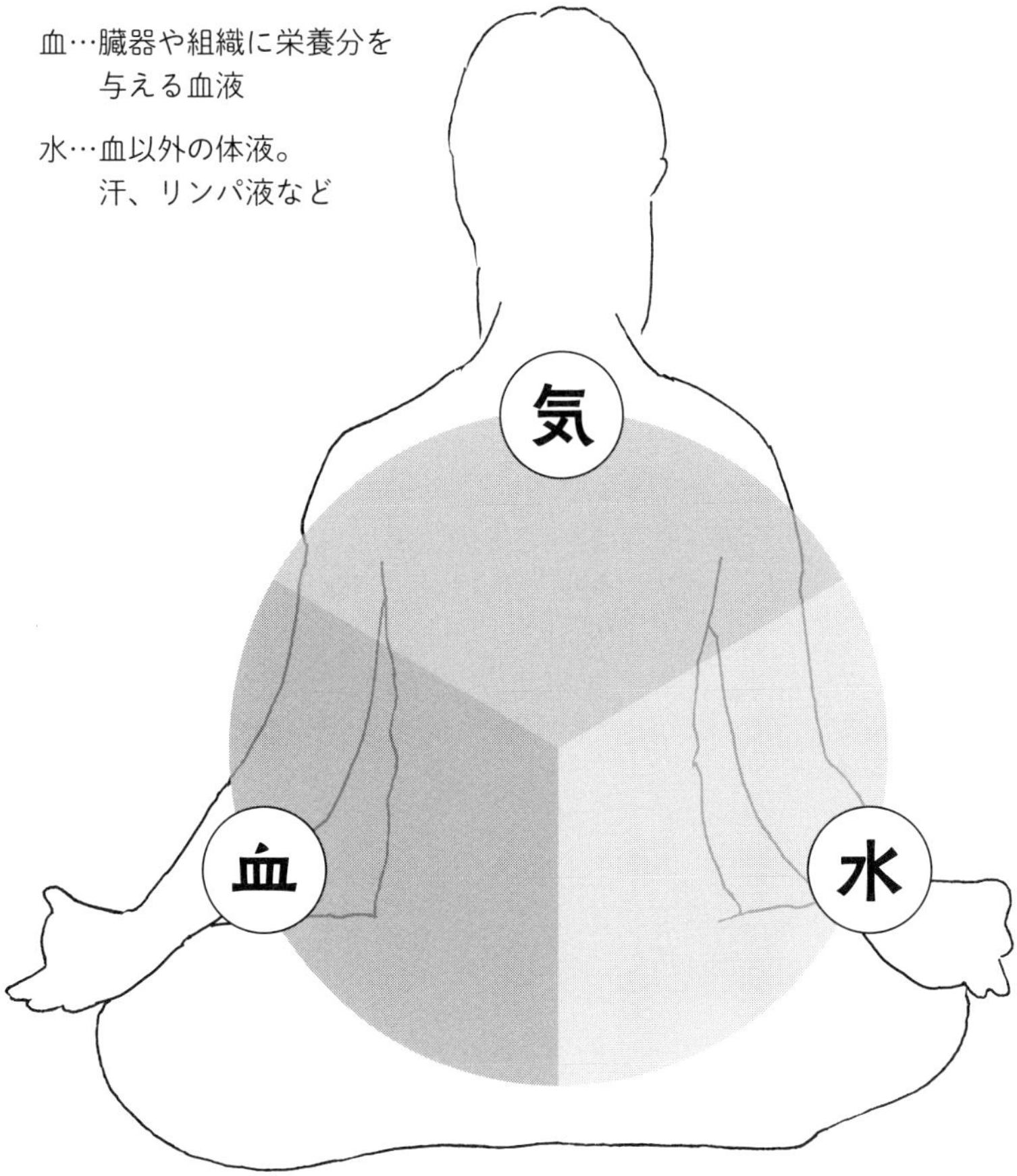

「気」「血」「水」は人間の身体を構成する基本要素。東洋医学では気、血、水という三つの基本要素が互いに影響を与えながらスムーズにめぐり、量的にもバランスが保たれている状態を「健康」な状態とみなします。

「水」をめぐる大いなる誤解

「水は飲めば解毒（デトックス）になり、新陳代謝がよくなるからたくさん飲んだ方がよい」

これは、健康志向の方にありがちな誤解です。水分をまったくとらないのはありえませんが、医師の立場からいうとたいていの方がとり過ぎです。よくいわれる「体重の４％の水分」は多すぎ。これでは身体がむくんでしまいます。

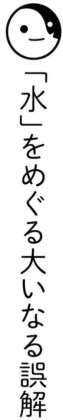

むくみは、血液中の水分が血管の外に浸み出した状態のことで、皮膚の下に水分がたまるため、体の外からも目で確認することができます。水分をたくさんとっても、すぐに汗などで体外に排出されれば、問題ありません。ただし、それは新陳代謝の活発な方にかぎります。

新陳代謝とは、古い細胞が新しい細胞に入れ替わる作用のこと。その際に、体の中にたまった老廃物も一緒に排出します。多くの方は、たくさん体にとり入れた水分に新陳代謝を促す作用があると考えているようですが、それは話の順序が逆です。新陳代謝が活発な方が水分をとり込むことで老廃物も排出されるのであって、そうでなければ、たくさんとり込んでも水分が排出されにくい。むしろ、むくんでしまうのです。

では、新陳代謝が活発でない方は、諦めなくてはいけないのでしょうか。そうではありません。ほかにも体内の水分を輩出しやすくする条件はあります。

たとえば、日常生活でも趣味でも、体をよく動かす方は、一般に水分の流れがスムーズです。新陳代謝はもともと体質の影響を強く受けますが、自分から意識的に汗をたくさんかける体質に持っていくことは大切です。ただし、そういうエネルギッシュな方でもエネルギーが高い時と低い時はあるので、低い（元気がない、落ち込んでいる）時は水がたまります。そう、水は気によって運ばれるのです。梅雨時にも水分が体内に停滞します。私たちは普段、鼻からも水分を吸い込んでいるからです。

むくみには、心身もユルめてあげましょう

体内の水分を輩出しやすくするもう一つの条件は、体の柔らかさです。ここでいう柔らかさとは、筋肉の緊張がとれていることはもちろん、自分で心身のスイッチをオフにしてユルめられることまでを含みます。精神的なストレスはむくみの原因であると医学的にも証明済みです。自分でなかなかユルめることができない方は、メンタル・トレーニングや呼吸法を通じてそれを身につけていきます。

気をつけていただきたいのは、喉の渇きが水分補給の唯一の指標ではないということです。たとえば、肩こりが血行障害を引き起こし、それが原因で喉の渇きを覚えることもあります。誰かの肩をグッとつかんで人工的な肩こりを起こせば、その人に喉の渇きを覚えさせることができるわけです。でも、それは血行障害が生み出した錯覚であって、本当の渇きではありません。こういう時、私なら、「本当に水は必要だろうか」と一旦、間を置

きます。そして、汗も出ていないのに喉が渇いているのなら、感覚的に「飲み過ぎると体調が悪くなるな」と考えます。喉の渇きが肩こりの影響を受けやすいことを知っているからです。身体は、あくまでも喉の局所的な渇きを感じ取っているに過ぎません。汗をかいてもいないのに喉が渇いてきたら、私なら脱力モードでとにかく筋肉を柔らかくほぐすようにします。そこで口が潤い始めてきたら、やはり単に肩こりのせいだったと気づくのです。

目の乾きに関しても同じことがいえます。「今日ドライアイだなー」と感じる時、同時に目の周りのむくみも感じていませんか？　むくみとドライアイ――湿気が多過ぎるところと乾いているところって結構併存するのです。ダムをイメージしてみてください。体の中のむくんでいるところは、水門が閉じて水がいっぱいたまっている場所。当然、水門の向こう側は、水が流れ込まないので水位が下がっています。目の疲れが原因となって、水分の流れが止まってしまっているのなら、目を温めるなどして休めてみましょう。それまで水分が滞っていた場所に、なにかがジワっと流れる感覚があるはずです。むくみというのは一つのサイン。むくみのそばには必ず水のない乾燥地帯があると予測しましょう。

結局、自分の身体にどれだけ興味があるかが問題

要するに、その乾きは全身の水分が足りないせいなのか、局所的に足りないせいなのか、ということです。先ほどの例でいえば、目がやたらに乾くけれど目の周りがむくんでいるよね、という時は、目とその周辺だけの話かもしれない。身体のどこに水分が足りないのかを見極めるために、心当たりがあることをいろいろ試しながら、身体と「対話」していくのです。

多くの場合、むくみは痛みと連動しています。ちょっとした運動やマッサージなど、何かをきっかけに、突然汗が出たり、体の中の水分がすっと移動したりすれば、それだけで、結構色々なところが楽になります。

ここまでの話からわかっていただけると思いますが、体がむくむかむくまないかは、自分の身体に対する興味がどれだけあるかにかかってきます。自分の身体に対する興味とは、どこまで自分の身体のことを知っているか、知ろうとしているか、ということです。これは医学的な話というより、むしろ感性の問題です。要は、いま、自分の身体がどのくらいこっているか、どこに痛みの原因があるのか、それに気づけるかどうか。私も含め、忙しくしている人は大体において、こういうことに気づけません。このような「不感」の方は、病気のサインを読み取りにくいので、病気が進行して手遅れの状態で見つかることが多いのです。それなのに、たとえば、ほとんどの男性は自分が不感であることに気がつかないのです。

気づける方は、必要な時にちゃんと休み、何らかのケアをして、深刻な病気にならずに済む方です。

column

「怒り」は万病のもと

病気の方を見ていると、処理に困る感情があることに気づきます。「怒り」の感情です。本書を読み進めるうちに気づかれると思いますが、怒りはすべての病の根源であり、エネルギー源です。怒りは「期待」と密接に関係しています。自分や相手に対して、「当然こうあるべきだ」という期待があり、それが満たされない時、怒りという感情を選択するのです。

怒りと上手に付き合う、というと、「アンガーマネジメント」を思い浮かべる方もいると思いますが、ここでは、それと少し違います。怒りに隠された感情を知り、自分の本音や本当の感情に気づく。これが、病気の原因である怒りと向き合う際には是非とも必要なことなのです。

たとえば、怒りが原因で悪化する難病には、自己免疫疾患、アレルギー、癌などがありますが、これらの病気の方は、自分の本当の感情をこれまで抑圧してきた可能性が高いといえます。周りの人や親に理解してほしかったけど理解されなかったことへの悲しみ、つらさ、諦め、苦しみや不安を訴えれば、誰かがいやな想いをする、だったら自分が抱えればいい――こういった本当の感情である悲しみ、つらさ、苦しさ、不安などを長年にわたって表現してこなかった方は、心の中の想いをどんどん言語化しづらくなり、いつしか、感じることもなくなります。そうして、自分の感情を言語化する代わりに、怒りという感情を使って、「どうしてわかってくれないの？」「私の本当の気持ちをわかって」とアピールをするわけです。この時、本当の感情は怒りではないのに怒りという代理の感情を使って、「察してほしい」とシグナルを送っているわけですから、怒られている側が「なんで怒っているの？」なんて聞いたら、さらに怒りを増幅させかねません。

怒りは、様々な本当の感情を代理する感情として使用されやすいことから、「二次感情」ともいわれます。この場合、本当の感情が「一次感情」にあたります。医療では、この一次感情を言語化することが非常に大事になってきます。一次感情を言語化できず、自他を攻撃することが、病気の種になっているとしたら、まずは、一次感情を言語化するチャレンジをしてみましょう（第3章P.196～参照）。本当の感情に気づいたぶんだけ、病気は改善されていくはずです。

第2章

ようこそDr.笠木の診察室へ

～症状別・病名別原因と回復のヒント

頭痛

薬物、「瘀血《おけつ》」、「水毒」も原因に

医学的説明

一口に頭痛といっても、様々な原因が考えられます。私の分類は、①片頭痛、②緊張型頭痛、③群発頭痛、④熱を伴うもの（感染症や熱中症）、⑤水毒 ⑥頭の中で起こる病気の６つです。このうち、①～③は西洋医学でいう、典型的な慢性頭痛です。④は急性の頭痛で、多くは自然に治ります。⑤は、後で詳しく述べますが、西洋医学にはない、東洋医学的な考え方です。日本では意外に多い頭痛の原因で、「ほとんどの医療機関で見落とされているタイプの頭痛」です。

①～③の慢性頭痛を一次性頭痛と呼ぶのに対し、⑥は、二次性頭痛、すなわち、出血、血腫、蓄膿、腫瘍《しゅよう》など、他の病気が原因で起こる頭痛です。病名でいえば、それぞれ、クモ膜下出血、慢性硬膜下血腫、副鼻腔炎（蓄膿症）、脳腫瘍となります。放置すると危険な病気である割にはわかりにくいのですが、多くは医療機関で診断がつきます。

①～⑥の頭痛が複合的に起きることもあります。①～⑥以外にも、眼精疲労や栄養失調からく

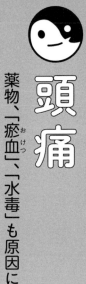

る頭痛、ストレートネックや女性ホルモンの分泌異常からくる頭痛、咬合障害からくる頭痛などもあります。以下に、その主なものを挙げておきます。

片頭痛…ズキンズキンという拍動性の痛みが、頭の片側（ときには両側）に起こる。発生頻度は月に数回程度。痛みは数時間か、続いても3日間ほどと言われている。吐き気を伴うことや、光や音に敏感になることもある。

緊張型頭痛…首や肩がこり、頭の中に重さや圧迫感を感じて、痛みが日中続く。ストレス性の頭痛ともいわれ、精神的または身体的ストレスによって悪化。ストレスで首回りの筋肉が収縮して血行が悪化することで起こる。

群発頭痛…片目の奥がえぐられるような激痛が、月に数回、数時間から最大3日間続く。痛い方の目から涙が出たり、充血したり、鼻水が出ることがある。痛みは夜中や明け方に起きることが多い。

熱を伴う頭痛…風邪や熱中症など、発熱によって、体内に熱がこもり、頭に熱がたまると、頭痛の症状が出る。風邪になると頸部のツボの部分が硬くなることで外敵（外邪）の侵入を防ぐが、それによっても頭痛は起きやすくなる。急性期を超えるとゆっくり回復する。

水毒を伴う頭痛…体内に水がたまり、体から水が抜けにくい状況（水毒）で、頭部がむくみやすくなることで起こる頭痛。湿気が多いところで過ごしたり、水を飲みすぎたり、ストレスで体の水のめぐりが悪かったりする時に起こりやすいと言われている。

頭痛の種類	片頭痛	緊張型頭痛	群発頭痛	熱を伴う頭痛	水毒による頭痛
頻度	毎日決まった時間に起き、1～2時間持続	毎日起こる	月に数回まで夜に発症。数時間～最大3日まで持続	不定期。熱が体にこもると自覚し、放熱で改善	梅雨など湿気が多い時期に悪化
表現	ズキンズキン	締め付けられる	激しくえぐられる	ズキンズキン	ずっしりと重い
部位	片側か両側	頭全体か後頭部	片方の目の奥	頭全体か後頭部	頭全体
動くと	動きたくない	痛み軽減	痛みで動けない	動きたくない	発汗や排尿で改善
仕事は	なんとか可能	なんとか可能	不可能	解熱したら可能	可能だが、頭の回転が鈍い
肩こり首こり	頭痛発症前に自覚しやすい	著しい肩こりと首こりがある	頭痛の起こる側の肩こりが強い	部分的に筋肉が強く強張る	肩や首回りが全体的にむくむ
頭痛以外には	吐き気 光や音に敏感	めまい、吐き気	眼の充血 流涙　鼻水	発熱、関節痛、下痢、せき、痰	口渇、尿量減少、下痢、体のむくみ

頭痛の種類とそれぞれの特徴

心理的要因

片頭痛や緊張型頭痛は不安障害と、群発頭痛はイライラや怒りと関連する傾向があります。たとえば、片頭痛がある方は、ない方と比べて、うつ病や不安神経症、パニック障害になりやすいといったデータがあります。不安が大きいと、見通しがつかないものごとの見通しをつけようとして、考えることが増えます。そうすると、肩こりや眼精疲労からくる頭痛が起こることもあります。また、気分が落ち込んでいる時に発症しやすい緊張型頭痛に対し、片頭痛には、頭痛が軽快してくると抑うつ状態があらわれやすいという特徴もあります（原因はよくわかっていません）。

不安や怒りからくる頭痛は、慢性化しやすく、鎮痛剤の乱用が頭痛を悪化させる「薬物乱用頭痛」を起こす場合もあります。過去に体験した頭痛に対する不安や恐怖が強いために、薬を早めに飲んだり、必要以上に飲んだりすることで不快感を回避する心理がはたらく方に「薬物乱用頭痛」が起きやすいこともわかっています。鎮痛剤を乱用すると、体の血流が悪化し、慢性化すると、慢性的な血流の悪化で、体に血液や水分が蓄積しやすくなり、東洋医学でいう、いわゆる「瘀血《おけつ》（体内の血液が滞った状態）」や「水毒」が起きてしまいます。西洋医学の知識しかない一般の医師は「瘀血《おけつ》」や「水毒」に対応できないので、慢性的に鎮痛剤を処方し続けることになります。医療機関を受診しても治らない頭痛の場合、「薬物乱用頭痛」や「瘀血《おけつ》」「水毒」によって起こる頭痛が見落とされがちです。

回復へのアドバイス

まず、急性の頭痛か慢性の頭痛かが問題です。風邪や熱中症、眼精疲労や一時的な強い身体的、精神的なストレス、寝違え、食べ過ぎ、飲み過ぎ、考え過ぎ、性周期に伴う急性のもの、すなわち、時間の経過とともに改善することが期待できるものは、鎮痛剤を使おうが、休もうが、ストレッチしようが、改善します。ただし、断続的に頭痛がくるのであれば、原因を知る必要があります。

慢性の頭痛は、他の病気が原因で起こる場合もあるので、早めに医療機関で調べてもらいましょう。クモ膜下出血、慢性硬膜下血腫、副鼻腔炎（蓄膿症）、脳腫瘍からくる頭痛を見過ごすと、著しく健康被害や後遺症が残ってしまうことがあるからです。片頭痛、緊張型頭痛、群発頭痛であるかどうかを診断してもらい、発作時に薬を飲む、あるいは発作予防で薬を飲むというのも一つの方法です。この時、薬を手放せない方は、「薬物乱用頭痛」「瘀血《おけつ》による頭痛」「水毒による頭痛」を考える必要があります。これらの頭痛は見逃されやすいため、瘀血《おけつ》や水毒を診察できる漢方専門医か、「薬物乱用頭痛」を起こしやすく不安や恐怖を感じやすい方に対応できる専門家（カウンセラーや臨床心理士）に相談するとよいでしょう。

さらに見落とされやすい頭痛の原因として、ストレートネックやミネラル（鉄、亜鉛、マグネシウム、カルシウムなど）不足、自律神経異常を介して起こる頭痛が挙げられます。「ストレートネック」の項目（P.78）でも言及していますが、これらが原因で起こる頭痛は「保険診療」では根本的に治らないばかりか、鎮痛剤を慢性的に処方されて、「薬物乱用頭痛」を誘発する危険性すらあります。

医療機関で治らない頭痛があったとしても、決して治療を諦めないでください。どうしても今すぐに頭痛を楽にしたい方には、①深呼吸をする、②頭頂部のツボ「百会《ひゃくえ》」を揉む、③親指と人差し指の間の、指の付け根にあるツボ「合谷《ごうこく》」を揉む等をおすすめします。「合谷《ごうこく》」は、頭痛以外にも風邪の初期症状、歯の痛み、肩こり、ストレスなどに効果がある万能ツボです。

ゆっくりと深呼吸しながら、体をストレッチするのも有効です。深呼吸しながら新しい気を体に取り入れ、滞った気をめぐらせ、頭痛を改善することができます。湿気の多い日本に住む、私たち日本人のおそらく半分くらいは水毒があると思いますが、日常生活で水毒を改善しておくと、頭痛の予防ができます。

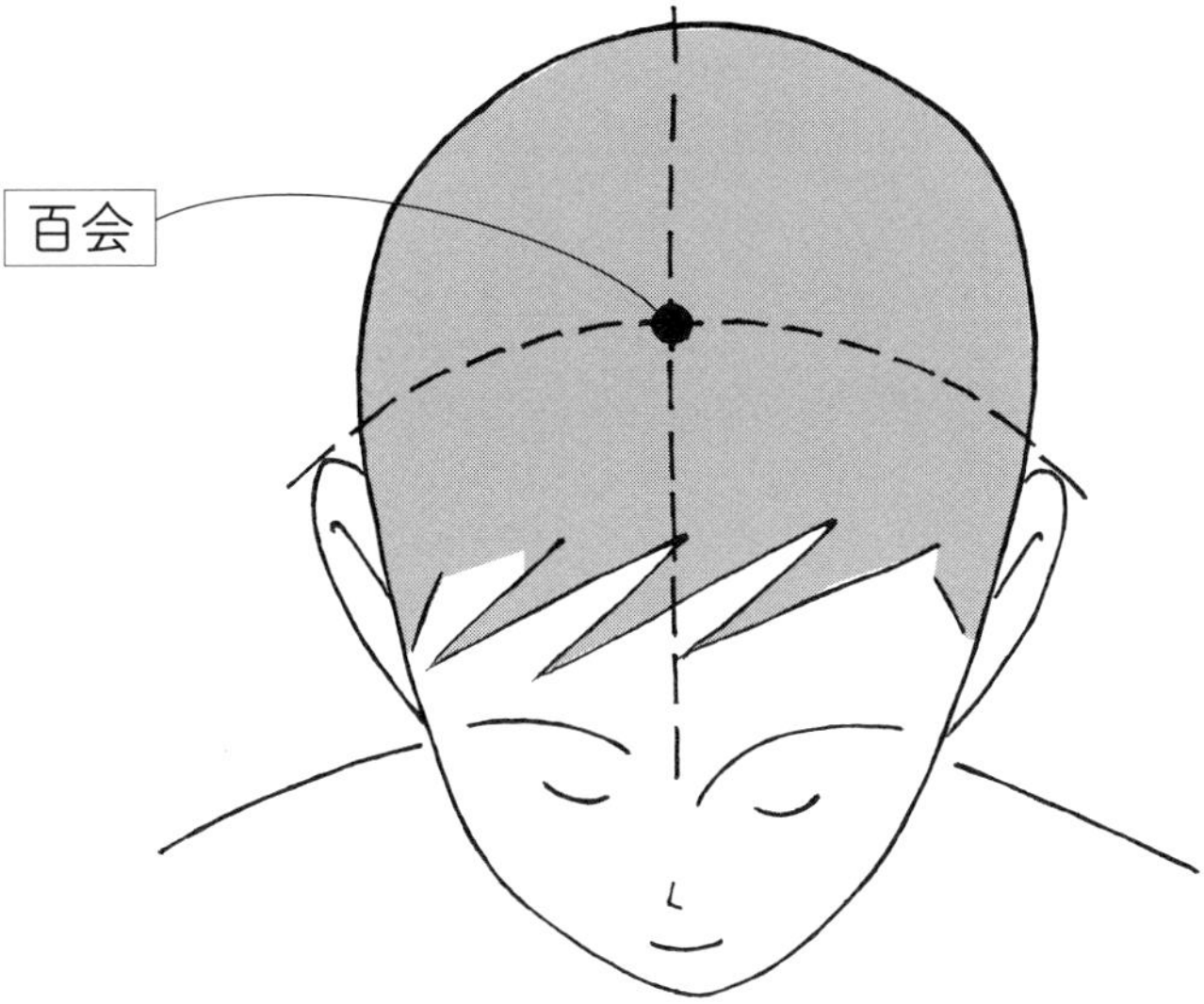
百会

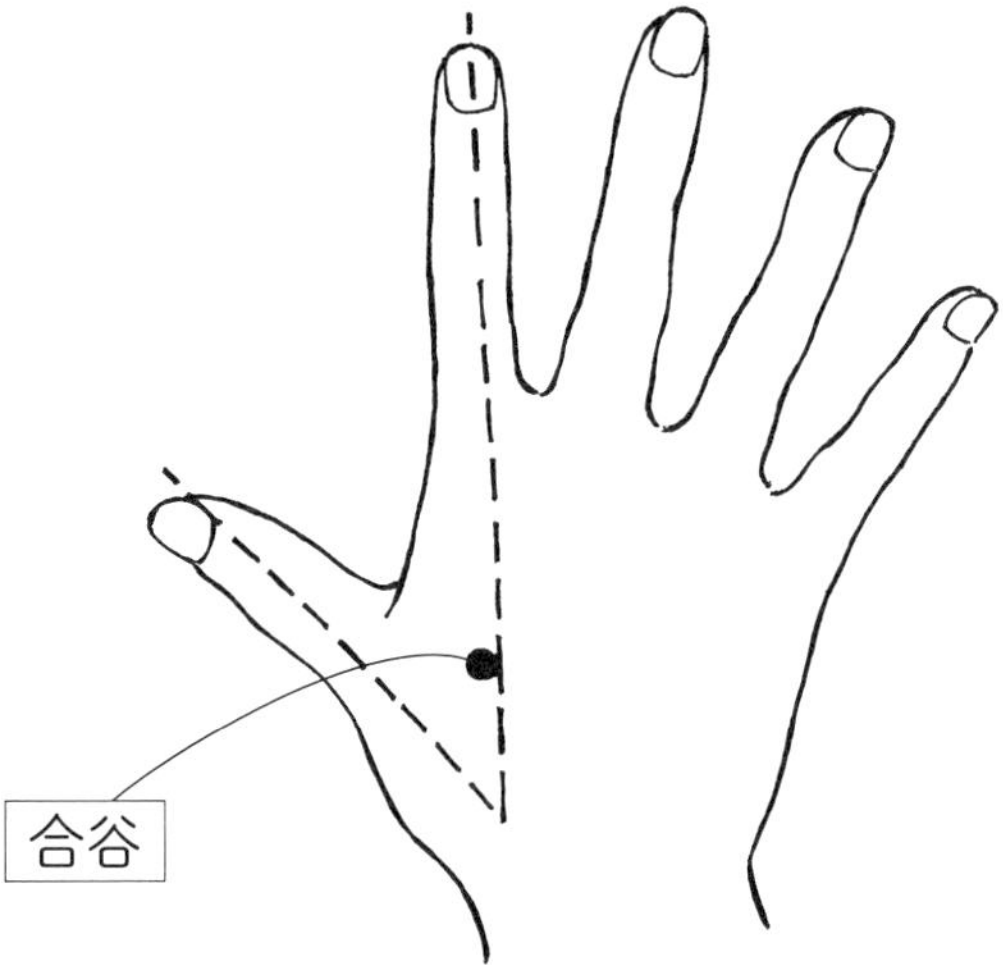
合谷

めまい

無意識のうちに自己犠牲的精神

医学的説明

めまいは「回転性めまい」「浮遊性めまい」「失神発作」に分類します。

回転性めまいは、文字どおり、目が回る、天井がぐるぐる回るなどと表現されます。体のバランスを整える「平衡感覚」の異常が主な原因です。平衡感覚は、目と耳から情報を入手して、筋肉に伝えて平衡を保つので、いずれかに障害が発生すると起こります。ただ回転性めまいは、耳の異常がきっかけになることの方が多く、メニエール病、突発性難聴、前庭神経炎、騒音、抗生剤などといった様々な原因があります。脳卒中や脳梗塞《こうそく》など脳へとつながる動脈の血流が悪化しても回転性めまいは起こりえます。

浮遊性めまいは、体が揺れている、船酔いみたいな感覚のめまいです。脳卒中や脳梗塞、高血圧による脳血流異常でも起こります。また、うつ病などの精神疾患や、精神安定剤による過剰内服でも起こります。

失神発作は、目の前がス〜と真っ暗になると表現されるめまい。血圧の低下が原因になります。血圧の低下を引き起こすものには、心機能の低下、不整脈、自律神経異常、重篤なアレルギーなどがあります。この場合は、緊急性が高く、医療機関をすぐに受診しましょう。

検査は、脳梗塞が疑われるなら頭部のＭＲＩを、脳出血が疑われるなら頭部のＣＴを撮ります。血液検査では、貧血や炎症反応、血栓傾向がないかどうかを判定します。治療は、薬物治療が主です。脳の循環を改善させる薬、めまいが吐き気を誘発する場合は吐き気止め、その他、抗めまい薬、抗不安薬、ステロイド薬、ビタミン剤などが用いられます。基本的に対症療法であり、めまいの原因までは治りません。

心理的要因

焦りや不安などの感情が伴うことが多く、また、十分に休めない、休むと罪悪感を覚えやすい、何でも引き受けてしまう、Noと言えないなどの性格が災いして、タスクを処理できないくらいに抱え込むことが影響しやすいと言えます。他人のために時間を使うことを優先するせいで、自分の時間は取れなくても充実感だけはあります。こういった自己犠牲に本人が気づいていないと修正は困難です。

肩こりと同様、せっかちでイライラする方は、内にためた怒りが熱を持ち、気や血が頭部に集まって流れが悪くなり、めまいを生じます。東洋医学でいう「気滞（気のめぐりが悪くなること）」でも同じような症状になりますが、気滞よりも長く続き、熱を持つので、鬱血（赤ら顔や目の充血）を伴い、頭痛もひどく、水分が飛んで口も苦く感じます。このようなタイプは、東洋医学で「肝火上炎《かんかじょうえん》」といいます。怒りやイライラなどを司る臓器である肝臓の火（東洋医学の考え方で、自然界に存在する五つの要素、木・火・土・金・水のうちの一つ）のエネルギーが高すぎて、上方向に炎となって上るイメージです。

回復へのアドバイス

一般に規則正しい生活、十分な睡眠、過労を避ける、ストレス対策、適度な運動が良いと言われますが、それらには限界もあります。頑張ることはできても休めない方が日本人には多く、「無意識の」頑張りがめまいの原因になるのはよくあることです。そんな時にコーヒーなどからカフェインをたくさん摂ってしまうと交感神経が刺激され、さらに休めない体になってしまいます。その場合は、無意識の行動を修正することが必要になります（具体的には※認知行動療法を用います）。

具体的な原因別の対処法は以下のとおりです。

加齢や虚弱体質からくる気不足の場合は、東洋医学で「腎虚《じんきょ》」と呼ばれます。腎虚《じんきょ》の場合、年齢や体質に見合ったエネルギーの使い方をする必要があります。めまいには、その意味で「気の使い過ぎ」に対する警告の働きがあり、なるべく気を使わないか、気を充填するために休むのが得策です。

「瘀血《おけつ》（東洋医学で、血のめぐりが悪いこと）」が原因のめまいは、打撲などの外傷や、ストレス、夜間の寒熱バランスの変化で起きます。体の血の流れをよくすることが必要です。

紅花、シナモン、黒糖、生姜、ネギ、玉ねぎを食べると良いでしょう。

「痰湿《たんしつ》（東洋医学で体内に余計な脂肪や水分が滞っている状態）」が原因のめまいは、天候の影響を受けるのが大きな特徴です。湿気が原因で胃腸の動きが悪くなり、胃の粘膜や舌がむくみます。毎日鏡を見ている方は、舌のむくみに気づきやすいかもしれません。舌がむくむ時は、頭部全体の水分が停滞していることも多く、リンパの流れが悪くなっていますので、頭重感（頭が重かったり、締めつけられたりする感覚）や、耳閉感（耳が詰まったり、塞がれたりする感覚）、首こりや肩こりがあります。難聴も起こしやすく、めまい、耳鳴り、難聴がそろえば、西洋医学でいうメニエール病に相当します。痰湿《たんしつ》を改善させるには、頭部の水の流れをよくすることです。具体的には、肩回りの運動、頭頸部のリンパを流すこと、ヘッドスパ、豆類、ハト麦、トウモロコシ、もやしなどを食べることをおすすめします。

気滞や肝火上炎《かんかじょうえん》の場合は、とにかく気持ちを落ち着けることが大切です。緑茶やジャスミン茶、ミントやクチナシの実、シソなどがよいでしょう。ゆっくり話し、ゆっくり行動するなど、せっかちと逆の行動をするのも一定の効果が期待できます。ゆっくりとした行動を意識づけることで多少なりともめまいが改善しますが、それでもせっかちな性格までは改善しませんので、最終的には※認知行動療法が必要になるでしょう。第3章と巻末の「感情日記」で、めまいの原因となる思考、そこからくる感情や行動を振り返り、めまいを思考や感情から改善させるワークをしてみましょう。

「気血両虚《きけつりょうきょ》（東洋医学で気と血の両方が不足すること）」は、多くの場合、長期にわたる過労やストレス、栄養の偏りが原因となります。気血両虚《きけつりょうきょ》に効果がある、大豆製品、山芋、ニンジン、インゲン豆などをとることで、めまいの改善が期待できます。

過労やストレスによるめまいは、肩こりを併発することも多く、鍼灸や漢方薬との相性もよいでしょう。ただし、根本的な解決をするには、過労を止め、ストレスへの耐性をつける必要があります。ストレス耐性の強化を具体的にどうするかについては、まず自分のストレスの原因を理解し、解決する能力を養う、※認知行動療法をおすすめしています。

その中で、治療の効果をより引き出すものの一つが、第3章でご紹介する「感情日記」です。

※認知行動療法とは…一般に、その人の感情や行動に影響を及ぼしているものごとのとらえ方（認知）の中でも、極端なとらえ方（歪んだ認知）をクライアントがしていないか、セラピストとともに、あるいは自分自身で確認していく心理療法。最終的に、クライアントが、より現実的で幅広い認知を自分で選択できるようになることが目標。

本書では、自分でできる認知行動療法の一つとして、第3章で「感情日記を書く」という方法をご紹介、推奨しています（P.196―）。

めまい

体質	めまいの原因	めまい以外の症状と特徴
腎虚《じんきょ》	加齢　虚弱体質	足腰が悪い　物忘れ　頻尿 白髪　難聴　精力減 疲れがでる夕方に悪化する
瘀血《おけつ》	血のめぐりの悪化 長時間の姿勢不良	シミ　くすみ　冷えのぼせ 頭痛　刺すような痛み
痰湿《たんしつ》	水分代謝の悪化 水分や冷たい物、生もの、 油物のとりすぎ	頭重　むくみ　めまい 食欲不振　重だるい痛み 天候の影響を受けやすい
気滞	ストレス 精神的な理由	頭痛　イライラ 腹や胸の張り　喉のつまり
肝火《かんか》 上炎《じょうえん》	ストレス・精神的な理由が 長期化	ひどい頭痛　赤ら顔 眼の充血　高血圧 口渇　不眠
気血《きけつ》 両虚《りょうきょ》	エネルギー(気)と 栄養(血)不足	倦怠感　眼精疲労 食欲不振　不眠　動悸 脱毛 めまい 横になると一時的に楽になる

東洋医学による体質別めまいの原因とその他の症状と特徴

耳鳴り

喉の渇きを伴えば、心理的原因も

医学的説明

耳鳴りは、その方にしかわからないので、問診しないとわからない症状の一つです。

耳鳴りを起こす病気は、耳の病気と全身の病気に分けられますが、どのような病気であれ、音を集め、信号として脳に送る過程で、何らかの障害があることを意味します。具体的には、耳の炎症や全身の「虚血《きょけつ》（組織や細胞に必要な血液量が届いていない状態）」や貧血が原因であることが多いといわれています。

耳の病気としては、メニエール病や中耳炎、外耳炎などが挙げられます。

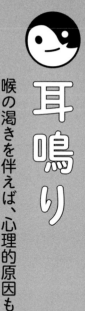

全身の病気としては、高血圧や貧血、そして、脳の病気（脳腫瘍《しゅよう》や脳の虚血）も関与することがあります。また、動脈硬化やストレスによる交感神経の興奮でも虚血になります。このように原因は多岐にわたります。

東洋医学的な考えですが、水分代謝が悪いことでも起きることがあります。その場合は、耳の詰まりや耳閉感（塞がれたりする感覚）、頭重感（頭が重かったり、締めつけられたりする感覚）などを伴います。場合により、耳鳴りにグルグルする回転性めまいを伴うことがあります。

そのほか、東洋医学でいう、「気血両虚《きけつりょうきょ》（気と血液の両方が不足すること）」、「肝火上炎《かんかじょうえん》（ストレスなど何らかの理由によって体内に熱がこもり、炎症が続くこと）」、加齢に伴う「腎虚《じんきょ》（泌尿器系や生殖器系、ホルモン代謝系、免疫系などを司る「腎」が衰えること）」、暴飲暴食などが原因として挙げられます。

心理的要因

耳鳴りは様々な感情と関連があります。めまいと一緒に出ることも多く、いずれも心に余裕がない場合に多くみられます。

耳鳴りがすると、本来、周りから聞こえるはずの音が聞こえなくなります。その場合、周りからの情報をシャットアウトしたいという意識が働いていることが考えられます。

せっかちで余裕がない方は、イライラや怒りからめまいになることもあります。頭に血が上るように、顔は赤く、目は充血し、血が頭にたまることで頭痛が起き、逆に口は頭が熱くなることで渇き、水をよく飲むという光景を目にします。このような方の耳鳴りは、ストレスによる影響が大きく、ストレスの大きさで、刻々と症状の強さが変わります。ゴロゴロといった雷の音や鐘の音のように表現される方もいます。

こういった忙しない方とは対照的に、まったく元気のない、虚弱な方も耳鳴りを起こしやすいといわれています。

加齢に伴う老化現象の場合もあれば、若い方が疲れてなる場合もあります。だんだんと無気力になっていき、疲れてくる夕方から増えてきて、特に夜間に多い、じ〜んという音の耳鳴りが特徴です。元気がない、すなわち、「気虚《ききょ》（東洋医学でいう気の不足）」の状態ですので、同時に食欲がない、倦怠感、不眠などが症状としてあらわれます。

回復へのアドバイス

まずは病気が原因かどうかを医療機関で判断してもらいます。

軽い風邪でも耳の血流異常が出て、耳鳴りになることはあるので、その疑いがある場合は安静にしましょう。精神的ストレスが関与しているかどうかの見きわめも必要です。

頭に血が上ることで顔が赤くなる、目が充血する、頭痛が起きる、口が渇く、水をよく飲む、などの傾向が一つでもあれば、精神的ストレスからくる耳鳴りの可能性が考えられます。こういった方には、他人の話を聴くだけの余裕がありませんから、「精神的ストレスが原因ですよ」といっても、信じてもらえないかもしれません。また、頭にすぐ血が上る方は、周りから強い人だと思われたいという気持ちが無意識に働いているとも考えられます。怒りは時間の経過とともに収まってきますので、放置するか、可能であれば、誰かに話を聴いてもらうのがよいでしょう。

精神的ストレスは軽くても、それによって、すぐに暴飲暴食に走ってしまう方は、暴飲暴食が耳鳴りの主な原因となっている可能性があります。ストレスをためていそうな方は、食事や飲酒の量も確認する必要があります。

疲れると耳鳴りが悪化するタイプの方は「気虚《ききょ》」の状態ですので、このような方も疲れがとれるまでしっかり休むことが重要です。タスクがいっぱいの方は頭を整理する必要があるかもしれません。

東洋医学で水分代謝が悪い場合（痰湿《たんしつ》）は、低温サウナや、リンパマッサージ、利水作用のある漢方を飲んだり、同様の作用を持つ食物（豆類、ウリ科の作物、ハト麦、もやしなど）を摂取したりするとよいでしょう。

体質	耳鳴りに効果のある食物
腎虚《じんきょ》	黒豆、黒きくらげ、黒ごま、山芋、卵、くるみ、アーモンド　等
痰湿《たんしつ》	緑豆などの豆類、冬瓜、とうもろこし、ハトムギ、もやし　等
肝火《かんか》上炎《じょうえん》	ミント、ジャスミン、緑茶、セロリ、シソ、クチナシの実　等
気血《きけつ》両虚《りょうきょ》	豆腐などの大豆製品、卵、いんげん豆、山芋、人参、ほうれん草　等

東洋医学による体質別耳鳴りに効果のある食物

せき

「後遺症」として増加傾向

医学的説明

せきとは、一般的に、気管の粘膜がちりやほこり、ウイルスなどによって刺激され、それらを口から体の外に押し出そうとする現象です（鼻の粘膜を刺激するほこりなどに対する反応である「くしゃみ」も、ほぼ同じ働きです）。体にとってよくないものが侵入するのを防ぐ必要な反応ですが、かぜやその他のウイルスに感染している時などは、奪われた体力をますます消耗させることになります。

さらなるせきの解説については他の医学書にゆずることにして、ここでは、新型コロナウイルスの流行以降、外来で特に増えた、新型コロナウイルス感染症の罹患後症状、いわゆる「後遺症」の一つとしての「せき」について解説していきましょう。

新型コロナウイルス感染症の特徴として、全身の炎症を起こすことがあることと、血栓症状を合併することが挙げられます。全身症状には、気管支炎や間質性肺炎などがあります。

後遺症としてのせきの原因はまだ不明な点が多いのですが、咽頭から喉頭、気管支や肺での炎症（過剰な免疫反応）に一部血栓症が合併し、障害を受けた部位の修復が遅れ、そのことが、せきが持続する原因になっているのかもしれません。

せきがいつまでも続く方には、頸部や背中のむくみ、「瘀血《おけつ》（東洋医学で血流が滞ること）」が認められることが多く、むくみや瘀血の治療とともにせきも収まりやすくなります。

一方、ストレスによる「気」の滞りでも、喉の違和感からせきをしたくなるなど、慢性のせきが続く理由は一つではありません。

炎症であれ、血栓であれ、ウイルスであれ、速やかに消失することが望まれるのですが、その方法はかならずしも一つではなく、またそれぞれに確立されていると言い切れないのが現状です。

心理的要因

せきが持続している方のなかには、コロナ感染が持続しているのか、していないのかの区別がつかず、自宅で待機あるいは仕事をしている方が非常に多くみられます。

1週間休んでもせきがよくならず、だけど、「これ以上会社を休めない」というジレンマを抱えている方もいます。そういう方は、コロナの世界になって、環境や自分に対していらだっていることが多かったり、考えごとをし過ぎたりするせいで、よけいにせきが長引く傾向があります。焦りの感情、休んだり楽をしたりすることへの罪悪感がある方が、隔離中もずっと働いてしまったら、体がユルむことなく、ずっと緊張状態が続くでしょう。

これらの傾向がある方は、十分に休めていないという自覚を持てない方でもあります。

回復へのアドバイス

コロナ後遺症としてのせきは、多くの場合、数か月以内に自然治癒します。せきを再発させないためには、頸部や背中のむくみ、瘀血、ストレス等への対策をすすめますが、ひとたび症状がなくなると、その後も予防のための努力を続ける方は稀です。時間とともに喉元を過ぎ、そのことの優先順位が下がってしまうのでしょう。

けれど、一度コロナに感染したということは、その方は感染しやすい体質であり、重症化しやすい傾向を持っている可能性があるといえます。最低限、後遺症を残さない配慮を自分にしてあげることは必要です。

そういう体づくりを目指されたい方には、手始めに、ストレッチを習慣に取り入れるなどして柔軟な体をつくることをおすすめします。頸部や背中のむくみや瘀血は柔軟な体であればあるほど、起きにくいといえるからです。ストレッチをした上で、リンパを流す、汗をかくなどしながら、老廃物やむくみを外に出してあげましょう。

ストレートネック

西洋医学では見逃される不調の原因

医学的説明

文字どおり、首の形が直線の状態を指します。西洋医学では、そこまで重要視されていないためか、多くの病院で見逃されている不調の原因の一つです。

骨が正しい位置にあれば、首の骨である頸椎は、体の前の方向に弓型の形をしています。けれど、最近はそれが、直線状とか、逆弓型になっている方が増えています。骨格の形の異常に対して自覚症状がなくても、首には、自律神経や呼吸機能の中枢（最も重要な部分）が通っているので、ありとあらゆる自律神経失調の症状が出る可能性があります。

ストレートネックは、急になるものではなく、外傷、脊椎や骨盤の歪み、栄養失調、貧血、内臓の異常など、その人の体質や病気など、内的要因が影響してなる場合と、住宅環境、仕事環境、睡眠環境、電磁波、重労働などの外的要因が関与してなる場合とがあります。

共通してみられるのは、①首周りの筋肉の緊張具合に異常があること、②首の外観の形状や質感に左右差を伴いやすいこと等です。

原因の特定は難しいのですが、そのまま放置すれば、加齢に伴い、姿勢の悪化（背中が前に屈曲）が早まって、けがや転倒をしやすくなり、健康寿命をどんどん短くしてしまうでしょう。

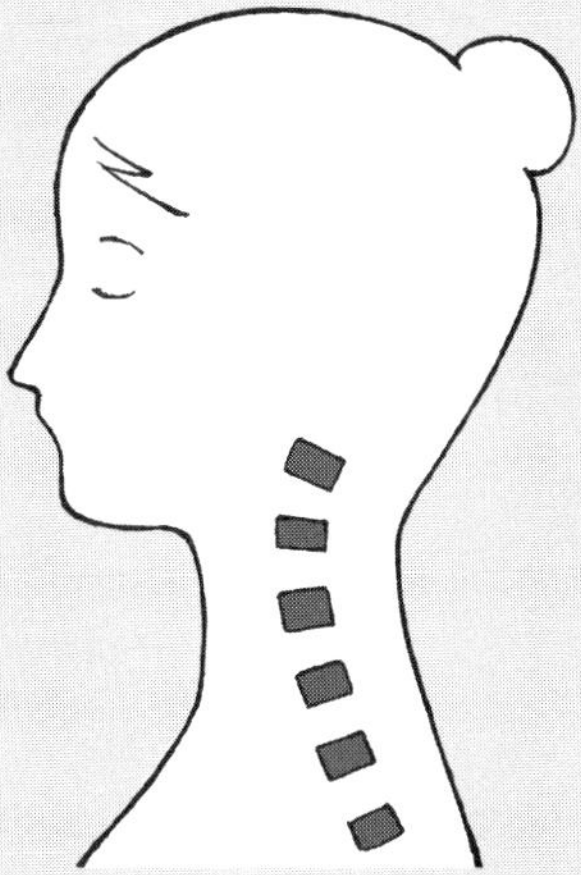

正常な状態

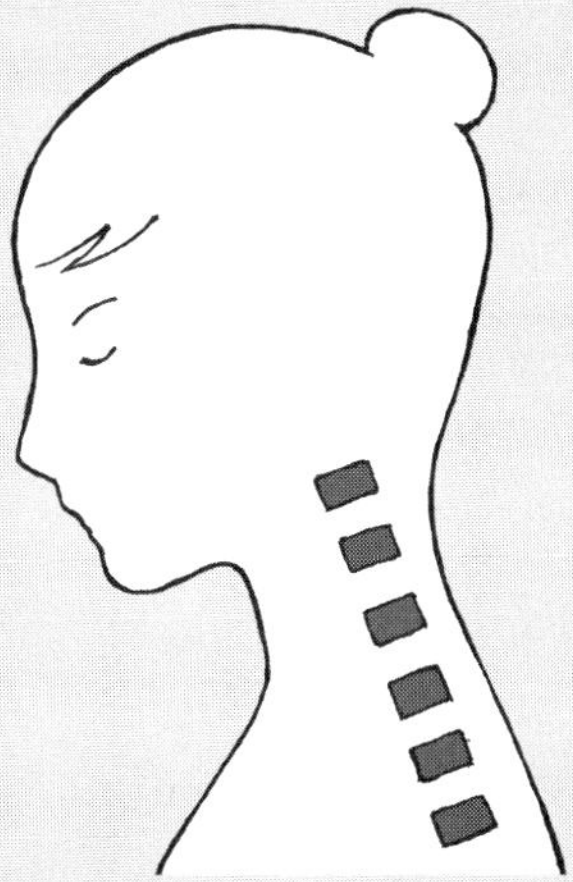

ストレートネック

心理的要因

原因が多岐にわたりますので、心理的な原因と必ずしも関連があるとはかぎりません。ですが、自己否定的な方は、普段から下を向きやすい、なで肩になりやすい、といった傾向があり、自分に対して怒りや悲しみを感じやすい方は、体が丸まった姿勢になりやすい傾向があります。その姿勢がストレートネックに発展しやすいという意味では、関連する可能性があります。

意外なところでは、首の病変に仙骨の病変が関わってくることもあります。仙骨は骨盤を構成する骨の一つ。骨盤の中心で体を支えており、背骨の自然な湾曲をつくるのに重要な役割を果たしています。たとえば仙骨が、通常よりも後ろに傾いた状態だと、それによって支えられている背骨はバランスをとろうとして頭の位置が前になるようにします。いわゆるこれが猫背の状態で、首も一緒に前へ出てストレートネックになるわけです。ストレスを抱え込みすぎたり、無理をして体を壊したりしやすい方は、仙骨にトラブルが発生して、それが結果的にストレートネックを引き起こすケースは決して少なくありません。

回復へのアドバイス

原因が多岐にわたるので、治療は非常に困難です。整骨院にいっても一時的には治りますが、体全体を診る、患者さんの環境まで把握していないと、再発の可能性は高いといえるでしょう。

多くの方は、ストレートネックの存在に気づいてもいませんので、まずは、首のレントゲンを健診などの際に撮ることが必要です。そこから診察の方向性を決めていきますが、ご自分でも、同時に、「医学的説明」や「心理的要因」を参考にしながら、生活・仕事環境、習慣、くせ、そして内面が原因になっていないか、振り返ってみましょう。回復へのヒントが見つかるかもしれません。

首こり・肩こり

慢性化すると自律神経失調症に

医学的説明

一般に、首こりは、何らかの頸椎の病気、肩こりは、筋肉の疲労あるいは、「肩関節周囲炎」と診断されます。肩関節周囲炎は、加齢に伴う肩関節周辺の組織の変性が原因で起こる肩の炎症です。

首こり・肩こりは、突然発症して、自然に軽快する場合もあれば、慢性化する場合もあります。慢性化すると、徐々に肩周囲がむくんだり、肩の動きに制限が出てきたり、頸椎の変形をきたしたりして、自律神経の失調に発展するおそれがあります。

■慢性化する場合としない場合の違い

突然発症して、自然に軽快する場合としては、冷房で首元から体全体が冷えて、首の血流が滞ることが原因の、こりがあります。また、風邪をひいて一時的に首が硬くなってくることがあります。肩こりが、風邪や寒さからくる場合、これらの原因を東洋医学では「風寒《ふうかん》」といいます。

一時的にストレスがかかり、ストレスが胃の機能を低下させた結果、起こる首こり・肩こりもあります。お酒や脂っこい食事、カロリーが高い食事などが続いた場合、汗や尿が出る以上に水分をとり過ぎて胃に負担がかかり、それが胃にストレスとなるのです。

夏の暑い時期には、冷たいものを飲んで体が一気に冷えることもあるでしょう。冷たいもので体が冷やされ、同時に食べ過ぎた状態になると、首の血流が滞ります。この状態を東洋医学では「痰湿《たんしつ》」といいます。「湿」は体の湿気を指し、それが冷えて硬くなると「痰湿《たんしつ》」になるのです。

これらの原因は、首こり・肩こりとそのきっかけとなった背景が明確なので、対応することは比較的容易です。そのため、治癒の効果も十分に期待できます。

以上の突発的な首こり・肩こりと比べ、慢性化する肩こりは原因がもっと多岐にわたります。長時間の同じ姿勢、姿勢の歪み、運動不足、体が冷えやすい環境、長時間の労働による筋肉疲労、睡眠環境の影響（温度や湿度、寝具など）、更年期障害などのホルモンバランス異常、ストレス、等々です。また、ストレスにも様々なものがあります。寒さ、騒音、アレルゲン、重金属、電磁波などは物理的ストレス、不安や怒りを伴うのは精神的ストレスです。

肩こりが慢性化すれば、肩こりそのものへの自覚もなくなるでしょう。そうなれば、猫背やストレートネックなどの骨格の歪みが知らない間にひどくなり、首、肩、背中、腰、手足の関節の変形へと発展。姿勢の歪みは、さらに肩こりを悪化させ、自律神経機能を障害します。姿勢や睡眠環境などのストレスは自覚しにくく、アレルゲン、重金属、電磁波などの物理的ストレスはなかなか原因の同定が困難なため、肩こりが治りにくいと考えられます。

■新型コロナウイルス感染症の罹患後症状と肩こり

新型コロナウイルス感染症の罹患後症状（コロナ罹患後症状）とは、コロナ罹患後から持続する倦怠感、食欲不振、動悸、めまい、脱毛などの症状を指します。

WHO（世界保健機構）では、「LONG COVID」と呼ばれ、2か月以上症状が持続するなどの定義があります。コロナ罹患後症状の多くの方は、東洋医学でいう気の不足による血液の不足状態「気血両虚《きけつりょうきょ》」の状態であり、慢性化すればするほど深刻化します。精神的なストレスが絡むと気がスムーズに流れない「気滞」が起こりますし、血のめぐりが悪いと「瘀血《おけつ》」にもなります。舌診や脈診と合わせて、肩こりの程度も、コロナ罹患後症状の回復具合の目安になるでしょう。

心理的要因

イライラしたり、怒りっぽくなったりすることで、気や血が、首や肩、頭部に集まり、さらに流れが悪くなると、それが原因で首こりや肩こりになります。気のめぐりが悪くなることを東洋医学では気滞といいます。また、気は血を流す作用があるといわれ、気が滞ると血の流れも滞ります。

言いたいことが言えない人は、肩がこりやすい。このことに疑問を持つ方はあまりいないでしょう。実際、文字どおり言いたいことをグッと飲み込む方は、のどがつまって気滞の状態になりがち。体に空気がたまり、腹部や肺と肝臓の境界のあたりが張った感じです。エネルギーが内にこもって、体の気が留まった部分に違和感があります。

一方、言いたいことを言える方でも、肩がこりやすくなることはあります。エネルギーが外に向き、しょっちゅう怒っている方は特にその傾向が強いといえます。怒りのエネルギーは熱を持ちますので、怒りが強ければ強いほど、エネルギーが体の上部にたまり、その結果、頭痛や顔面紅潮が起きて、それが肩こりにつながるのです。

回復へのアドバイス

どんな症状にも同じことが言えますが、特に首こり・肩こりは、早めの対策がもっとも有効です。風邪による首こり・肩こりであれば、漢方薬の「葛根湯」がおすすめです。汗を出したい場合、冷えている場合、そのどちらにも、葛根湯は効果を発揮します。

入浴で首や肩を温めて筋肉をほぐすのも、冷えからくる首こり・肩こりには効果的です。仕事で首こり・肩こりが悪化する場合には、1時間おきに休憩してストレッチをしながら作業をするとか、長時間のパソコンやスマホ作業を避けるとか、腕をよく回すとかの対策をしましょう。

「これくらいのことなら日頃からやっている」「それにもかかわらずちっとも改善しない」という方は、体の筋肉を緩める運動（ヨガやピラティス）や精神的にリラックスする習慣（呼吸法やアロマテラピーなど）を取り入れ、それを毎日続けるのも一つの方法です。習慣化が必要なものは、費用も時間もかかりますので自分にあったものを探しましょう。

眼を休ませることも大切です。眼を酷使すると、眼精疲労から肩こりがきます。眼の酷使はさらに視力の低下、老眼の進行につながります。

色々試してもだめという場合には、一度貧血がないかどうかや、ストレートネック、姿勢異常などがないかどうかを医療機関で調べてもらうとよいでしょう。貧血は、血液検査上に数値としてははっきり表れなくても、フェリチン（貯蔵鉄）という体全体に貯蔵されている鉄が減って肩こりになっていることもあるので、「フェリチン」の項目にも注目すべきです。ただし、フェリチンの検査は、血液検査で貧血がある場合には、保険適応ですが、そうでない場合は自由診療での検査になります。

貧血以外にも、栄養のバランスが崩れていると、自律神経の乱れから肩こりになることはあります。また、頸椎のレントゲンを撮り、ストレートネックや、それに伴う自律神経失調の程度を評価しておくのもよいでしょう。

過去の怪我が原因で、非対称の動きがくせとなり、骨格の歪みや頸椎の歪みから自律神経失調になる場合もあります。この時、肩こりは必ず伴うと思って間違いありません。この場合も保険診療では診断や治療ができません。

更年期障害がこりの原因の場合は、瘀血《おけつ》あるいは気滞、あるいは両者の状態にあることが多いので、女性ホルモンや女性器の機能の乱れの原因となっている瘀血《おけつ》や気滞を改善させる漢方薬や食事などがおすすめです。

肩こりが改善したら、今まで当たり前に思っていた体の感覚が改善することにお気づきになると思います。特に肩こりがある場合には、肩周囲の可動域が低下していて、呼吸筋が有効に動かせないことが多いため、これが改善すると、呼吸が著しく楽になります。呼吸がしやすい、体が楽な感覚と、呼吸がしにくい、体がしんどい時の感覚をそれぞれ記憶しておくことは、体調を管理する上でとても役立つはずです。

体質	肩こりの原因	肩こり以外の症状と特徴
風寒《ふうかん》	冷える環境 風邪	頭痛　関節痛　腰痛　無汗 冷え
瘀血《おけつ》	血のめぐりの悪化 長時間の姿勢不良	シミ　くすみ　冷えのぼせ 頭痛　刺すような痛み
痰湿《たんしつ》	水分代謝の悪化 水分や冷たい物、生もの、 油もののとりすぎ	頭重　むくみ　めまい 食欲不振　重だるい痛み 天候の影響を受けやすい
気滞	ストレス 精神的な理由	頭痛　イライラ 腹や胸の張り　喉のつまり 肝鬱
気血《きけつ》 両虚《りょうきょ》	エネルギー（気）と 栄養（血）の不足	倦怠感　眼精疲労　食欲不振 不眠　動悸　脱毛　めまい

東洋医学による体質別肩こりの原因とその他の症状と特徴

息苦しい

完璧主義の人によく現れるのが特徴

医学的説明

呼吸が苦しくなる原因として、最も多いのは、肺の病気ですが、肺に影響を与える臓器である心臓や腎臓の疾患、貧血なども息苦しさの原因となります。特に心臓は、心筋梗塞《こうそく》や心筋炎など生命の危険を伴う病気もあるので、多くの場合、心電図、胸部レントゲン、血液検査が必須です。「急性に起こるもの」と「安静にしていても起こるもの」は、特に危険度が高いので病院を受診しましょう。慢性の息苦しさは、呼吸機能検査で「肺活量」や「一秒率（息を深く吸ってから一気に吐き出した呼気量に対し、最初の1秒間で吐き出した量の割合を示す数値）」を評価することが病気の診断に役立ちます。

肺機能検査で「肺活量」の減少がみられる病気としては、肺線維症、脊柱側弯症、呼吸筋の障害、呼吸を妨げる神経系の障害が挙げられます。このうち、肺線維症、脊柱側弯症はそれぞれ、CTスキャンや脊椎のレントゲンで診断がつきます。呼吸筋の障害、呼吸を妨げる神経系の障害を正確に診断するのは、特別な診察方法が必要になり、保険診療では困難です。

気管は喉頭から肺までをつなぐ空気の通り道。気管が左右の肺に枝分かれするところからは気管支と呼ばれ、それらがさらに細かい枝状に分かれていきます。枝状の気管支が狭くなり、肺に入った空気を外に出せなくなる方は、肺機能検査時の「一秒率」が低下しているはずです。慢性閉塞性肺疾患（COPD）、慢性気管支炎、肺気腫や気管支喘息の方にみられます。貧血や出血で酸素を組織に運ぶ赤血球数が減少し、身体全体が酸欠状態となり、息苦しくなることもあります。腎不全により体液が酸性（代謝性アシドーシス）になる場合には、それを改善しようと、体をアルカリ性にするため、呼吸回数が過剰になります。

肺には特に原因がなくても、十分に空気を吸い込めない感じで過呼吸となる方は、不安障害・ストレス等による不安があると考えられます。特に動悸や息苦しさなどの不安発作を繰り返すものは「パニック障害」と呼ばれています。

心理的要因

息苦しさと関連する感情は、不安や焦りです。予定していたことがうまく実現されず、見通しが立たないことで起こる不安や焦りは、程度がひどいと、やがて恐怖の感情となります。

恐怖は息苦しさを誘発し、さらに肩が内側に入り、背中も丸まるので、胸や背中の筋肉もこわばります。その結果、肺や心臓の血流が滞って、肺や心臓に症状が出やすくなります。

こうした傾向は、「完璧主義」の方に多く現れるのも特徴です。なんでも完璧にしたい方は、完璧から遠ざかるほどに、不安を覚えます。もともと人は、自分を取り巻く環境が安全、安心なものでなければならないと思っていますので、そういう状況でパニックを起こしやすくなるのは当然です。できない自分が嫌、何でもできると周りから思われたい、そういうタイプの方が、どんどんタスクを予定に入れて、息苦しくなることもあります。

回復へのアドバイス

完璧主義者にとって、完全でないものを受け入れるのは至難の業です。完璧主義を和らげるには、「認知行動療法（P.66）」がある程度は有効ですが、それにしたところで、真の改善のためには、かなりの時間と労力を必要とします。すぐに効果が出るのは、すべての行動を強制的にペースダウンさせることですが、そのためには、職場の上司や同僚、家族など、周囲の人の理解も必要です。

息苦しさはほうっておくと、体がアルカリ性に傾き、ひどい場合は意識障害も出てくるので要注意です。そのような状態で本人が正常な判断をすることは不可能なので、そうなる前の、意識がある時に、ゆっくり深呼吸することです。強制的に体をリラックスさせ、やることに優先順位をつけることで症状が和らぐこともあるので、ぜひ試してみてください。不安がきつい場合には、不安や緊張、イライラ、抑うつ、不眠に効果のある「半夏厚《はんげこう》朴湯《ぼくとう》」などの漢方薬もおすすめです。

動悸

数値に表れない動悸もある

医学的説明

安静にしていれば動悸を感じない方でも、激しい運動をすれば、動悸を感じるという方はいると思います。この違いは、激しい運動を可能にするのに全身にたくさんの酸素や栄養を送ろうとして、心臓が通常よりもたくさんあるいは強く脈打つ必要があることに起因します。その時に感じるのが、つまりは動悸。心臓の拍動を普段よりも強く感じたり、速く感じたりする状態のことです。それ以外の場合では、不安を感じ、危険を察知した緊張状態の時にも動悸を感じることがあります。

喜び過ぎたり、興奮し過ぎたりして動悸がすることもあります。肉体的に、あるいは精神的に、何らかの強い刺激を受けたために、心臓に負荷がかかっている状態といえるでしょう。

運動している時には、精神が集中しているために動悸が気にならないことも多いですが、少しの運動で動悸がするなど、いつもより動悸を感じやすい時には、ストレスを感じやすかったり、貧血になっていたりすることもあります。安静にしているのに動悸がする場合は、不安が原因として考えられます。

心理的要因

不安が著しい場合と、焦りから、自分の身体や心臓の機能を超えて常に心負荷をかけている場合があります。

限界を超えて、周りの期待に応えようとするなど、常に焦りを覚えながら生活しているようなのは、その典型例です。なにかに駆り立てられて行動している。それができないと罪悪感や無力感に襲われるので立ち止まれない、そんな方も最近は多いようです。ありのままの自分を受け入れられない、自分を認めて愛することができないでいると、かえって、周りの人に愛を求めがちになってしまう。そういう傾向があるのも、こうした方たちの特徴です。

回復へのアドバイス

頭では不安や焦りを感じないようにしても、それが難しいため、強制的に、すべての行動をゆっくりするよう心がけ、やるべきことの優先順位を決めて、タスクを減らすことが必要になります。

「タスクを減らせば、人に怠け者だと誹られたり、極端な場合には見限られたりするかもしれない。」

そんな懸念は不安や焦りを覚えやすい方ほど持つでしょう。けれども、その生き方を修正しない限り、不安や焦りからくる動悸が治まることはありません。

不安による動悸の場合は、不安を解消する見通しがついていなければならない、そうでなければ許されない、あるいは、不安の原因は排除しなければならないと考えた結果、不安の原因に関わる人を攻撃してしまうこともあります。まずは、なにが不安なのかを明確にすること、不安を感じている自分を受け入れること、状況によっては、不安の原因は除くことができないことを理解する必要があります。いまの自分の立場や状況を理解することで、そこまで気に病む必要がなかったと安心できるでしょう。

また、高齢の方の場合、実際の数値では脈が速くなっているというほどでもないにもかかわらず、不安を感じているとの思いから、「動悸がしている」と信じ込んでしまうケースもあります。心電図でも異常がないわけですから、その事実を示せば安心できる可能性が大です。あるいは、カウンセラーなど話を聞く専門家に、自分の不安な気持ちを肯定的に聞いてもらうことで、気持ちがすっきりし、症状がスッと消える可能性もあります。

胃のトラブル

「腸活」のためにもまずは「胃活」を

医学的説明

胃と腸は密接な関係にあります。胃のトラブルが胃痛そのものではなく、腹痛としてあらわれる場合も多いので、その時は一見見分けがつきません。一口に胃のトラブルといっても、胃潰瘍、胃炎、胃の粘膜下腫瘍《しゅよう》、スキルス胃がん等、様々な病名がついています。

個々の病気の解説は他の家庭の医学書にゆずるとして、ここでは、意外に知られていないことに触れます。

胃の働きが落ちると、胃で消化ができない状態で腸に食べ物が送り込まれてしまうため、腸の負担が増えてしまいます。胃のトラブルの三大原因は「食べ過ぎ」「飲み過ぎ」「考え過ぎ」ですが、これらによって胃の消化の働きが低下すると、腸内環境が悪化するという結果を引き起こします。

腸内環境をよくする取り組みを「腸活」といいますが、その前に「胃活」すなわち、「食べ過ぎ」

「飲み過ぎ」「考え過ぎ」の改善をしないといけないわけで、それをせずして腸活したとしても、期待できる効果は得にくいでしょう。

胃の消化機能で食べ物がドロドロの形状になっていきますが、ここがうまく働かないと、食べ物が腸にスムーズに送られません。消化酵素の分泌時間をいたずらに延ばしてしまっているのなら、消化酵素ではなく、代謝酵素の生成に栄養をあてたいですよね。そのほか、胃を守るためには、よく噛むということも大切です。

東洋医学では、胃の状態を良くすることが病気の改善のために最も大切だと考えられています。胃は体の湿気や熱を調節する重要な臓器ですので、「湿邪」（湿度が高い時に起こる体調不良の一種。消化器官が弱りやすい）や「熱邪」（体に熱がこもることで起こる体調不良の一種。胃に熱がこもる＝「胃熱」の症状を呈すると、口の渇き・胃痛などに襲われる）が日本人に多いことを考えると、日本人は特に胃を大事にしたほうがよいといえるでしょう。

胃のトラブルで多いもう一つの症状は、嘔吐です。嘔吐は、いったん胃に入った内容物を受け入れることができず、吐き出すことを指します。食べ過ぎ、飲み過ぎの場合は、胃の消化の対応能力が、許容範囲を超えていることを意味しています。

心理的要因

食べ過ぎ、飲み過ぎが原因の場合、多くはイライラや怒りが背景にあります。また、考え過ぎてしまう方の場合は、新しい考え方に対する判断を迫られる時などに胃痛が起こりがちです。

「いままでの自分にはなかった考え方だけれど、採用したほうがいいのかな？
長期的にはうまくいきそうだけれど……」

「でも、今までのやり方を変えるのはめんどくさい」

「これまでの習慣や計画、自分の信念を変えることは先延ばしにしよう、まだ状況的に追い込まれているわけではないし……」

などなど、そんなことをあれこれクヨクヨと考えてしまう方は、胃のトラブルを慢性的に抱えやすいといえるでしょう。

食べ物だけでなく、心の中の葛藤さえも消化しようとするのが胃という臓器。ですが、葛藤も蓄積してくると、どんなに丈夫な胃だってもちません。嘔吐するのは、堪忍袋の緒が切れたようなもの。ためていた怒りが解放された状態ですから、嘔吐する前よりは、いくぶんスッキリするわけです。

回復へのアドバイス

人には、何かが欠けている自分を否定的に感じ、不足を満たそうとする欲求があります。これをアメリカの心理学者マズローは「欠乏欲求」と名づけましたが、私たちはこの欲求があまりにも強くなると、エネルギーを得ようとして「食べ過ぎ」たり「飲み過ぎ」たりしがちです。同時に、どうしたら欲求を満たせるだろうかと「考え過ぎ」の状態にもなり、そこでまたエネルギーを消費するため、よけいに「食べ過ぎ」「飲み過ぎ」になります。さらにやっかいなことに、欠乏欲求はとても根の深い心理的働きです。そのため、意識的に調整するのが難しいという問題があります。

しかし、だからこそ、「食べ過ぎ」「飲み過ぎ」の背景には、欠乏欲求と呼ばれる心の動きが根深くあることを常に思い出す必要があるのです。

欠乏欲求とは逆の言葉に、「成長欲求」という言葉もあります。これは、自分らしくありたいという欲求で、自分が足りていることを理解しているから、欠乏感に駆られなくても、成長したいと思える状態を意味します。

欠乏欲求と成長欲求の決定的な違いは、自分が足りているか、足りていないかであり、足りていないと思っていつもイライラしている方は、仏教でいうところの「知足（足るを知る）」の必要があります。

「足るを知る」状態とは、頭では理解できても、簡単に到達できる境地ではありません。諦めることとも違います。ありのままの自分を受け入れる。すなわち、自己受容ができている状態です。自己受容ができていれば、他人は自分とは違うのだ、ということを受けとめられるようになります。そして結果的に、他人をコントロールしてまで自分の欲求を満たそうという気持ちが自然消滅し、心とともに胃も落ち着いた状態になるでしょう。

腹痛

痛みの長さは抑圧の程度。強さは？

医学的説明

腹痛の原因は、炎症を伴うもの（腫れるもの）と、炎症を伴わないもの（血液が必要量臓器や組織に流入しない「虚血《きょけつ》」を伴うものや潰瘍を形成するもの）に大きく分けられます。

炎症を伴う腹痛は、血流が増えることで痛みが出ます。これに対して、炎症を伴わない腹痛は、腹部やその他臓器の血流が減り過ぎて痛み出すという、全く逆の性質をもっています。

前者の例としては、膵炎《すいえん》、肝炎、腸炎、胃炎、腹膜炎、消化管出血などが挙げられます。後者の例としては、虚血性腸炎、胃潰瘍、十二指腸潰瘍などが挙げられます。血流が多い前者の治療には、血流を適正な状態まで減らす方法がとられ、後者の治療には、血流を適正な状態まで増やす方法がとられます。

心理的要因

腹痛の程度が軽いものは、一時的であることが多いので、それほど深刻にとらえる必要はありません。問題は、おなかの痛みが長く持続する場合と、程度が激しい場合です。

長く持続する場合の心理的要因としては、その方が怒りや悲しみの感情にとらわれていることが考えられます。怒りを抑えつけていたり、本当は悲しいのに、感じないようにしていたりする時の腹痛は、虚血や潰瘍との関連が懸念されます。

腹痛の程度が激しい場合もこれと似ていますが、怒りを外に表現している方が多いと考えられるところが特徴といえます。怒りによって気が増幅されると、増幅された気で体内の血流全体が増え、それにより患部の血流も増えて、痛みが悪化するのです。こういう時は、怒りを発散するなどのうまい解消方法があれば、気が収束し、血流も正常化します。

慢性の痛みが持続している方は、怒りに伴って激しい腹痛を経験しているうちに、少しずつ感情の方は薄れていき、痛みだけがずっと続いている状態です。初めにこうなってほしいという期待があったにもかかわらず、期待が外れ、それがきっかけで怒りを感じていたのが、徐々に諦めや無力感が勝るようになった結果、痛みの原因が、炎症タイプ（怒りタイプ）から、非炎症タイプ（不感タイプ）に変化したととらえることができます。

回復へのアドバイス

医療の分野では、膵炎、肝炎、腸炎、胃炎、腹膜炎、胃潰瘍など、それぞれの病気に対して治療法が確立されています。病気を繰り返さないようにするには、それぞれの治療方法で対処するのがベストです。ただし、一度治癒しても、また一定の間隔で同じ疾患を繰り返しているのであれば、炎症タイプを疑うべきでしょう。炎症を繰り返している方の場合で、不感の方（感情がわかりにくい人、笑わない人）は、非炎症タイプを疑います。

心理的なアプローチを行うのであれば、虚血や潰瘍の治療をしたうえで、あなたの怒りをきちんと受けとめてくれる人が必要となります。痛みの長さは抑圧の程度を意味し、強さは感情レベルを意味します。そして感情レベルには、怒りだけでなく無力感や諦めや罪悪感や劣等感などが混在しています。腹痛を持つ方は、こういった感情があることを隠しますので、それをオープンにできる受容的な相手がまず必要となります。その上で、感情を表出できるようになると、一時的には腹痛は悪化しますが、徐々に腹痛の程度は和らぎます。最終的に、慢性の腹痛を改善させるには、怒りの原因となっている元の感情、たとえば、悲しいから怒る、もどかしくて怒る、不安で怒るなど、どうして自分が怒りを繰り返し表現してしまうのか、そういった怒りの元となる感情に気づくことで、自分の感情を事実として受けとめる（自己受容）ことが大切です。そこまでいけば、痛みが消失するか、少なくとも楽になるレベルまで解消されることが十分期待できます。

腰痛

慢性の腰痛には患者の思考が隠れている

医学的説明

人は二足歩行する動物なので、背骨や骨盤の関節に負担がかかります。一生のうちにおよそ日本人の60パーセントの人が大きな腰痛を経験するといわれているほどです。

老化や運動不足に伴い、腰周りの筋力が落ち、こわばって柔軟性が失われれば、腰に負担がかかるのは当然です。骨が脆くなり、骨格の構造上の歪みが進んで、腰にさらに負担がかかれば、骨の脆くなったところから、構造上の変形と骨の破壊が進んでいくでしょう。

近年は、同じ姿勢（立つ、座る、中腰、猫背）を仕事で習慣づけてしまっていることも大きな要因と考えられるようになっています。同じ姿勢を取り続けるのも、筋力の衰えや、筋の硬化につながるのです。

暴飲暴食が腰痛の原因になることもあります。

腸内環境が悪化し、それが原因で、腰椎と大腿骨を結ぶ筋肉群である「腸腰筋」の炎症や柔軟性の低下が起きると、炎症を抑えようと、水分がそこに集まり、腸周辺にむくみが発生します。腸に炎症があった場合、炎症が広がらないように、腸周辺の筋肉は収縮して固くなります。水分が増えたことで筋肉が冷えるために、そのことも筋肉が固くなる原因になります。腸周辺の筋肉が固くなれば、腸自身の動きも硬くなります。

腸腰筋全体が固くなると、腸腰筋が付着している下部脊椎の動きは制限され、結果、上部頸椎の動きも制限されます。そして最終的にはそれが、脊椎の変形につながり、腰痛を引き起こすことがあるのです。だから決して軽視すべきではありません。

周囲の環境も、腰痛の原因となります。例えば、寒さで筋肉が硬直する冬の季節は、神経が刺激されて痛みが起こりやすくなります。

腰痛は、放置していてよいか、安静にするべきかの判断がとても大切です。特に、危険な状態と判断されるのは、下半身の神経症状(足に力が入らない、排便排尿時の感覚がわからない)を伴う腰痛や、胸痛もしくは腹痛を伴う腰痛です。足のしびれや脱力感を伴う場合や、排尿をしたいのにできない、残尿感があるなどの場合、また排便をしている感覚がない場合などには、脊髄の障害が起きていることがあります(馬尾症候群と呼ばれます)。

そのほか、急に発症する激痛であれば、腹部大動脈瘤や、動脈乖離、腎や尿管の結石を疑う必要があります。稀に、放置していた腰痛をちゃんと検査したら、消化管や腹腔臓器の末期癌であったなどというケースもあります(特に膵臓がんはわかりにくいといわれています)。

腰痛は、原因がきわめて特定しにくい症状です。日常生活においては様々な状況が腰痛の原因となるので、腰痛の患者さんの中には、対処がしきれずに腰痛を放置している方も少なくありません。また、腰痛の患者さんに腰部のＭＲＩ検査をしても、診断に至ることは少ないので、医療機関での診断がつきにくいというのにはそういった背景もあります。

心理的要因

慢性の腰痛の背景には、その方の感情の傾向や、陥りやすい思考が隠されている場合があります。慢性の腰痛は、「常に何らかの負担が体か心にかかっている状態」です。休息したり、リフレッシュしたり、あるいは検査をして原因を究明したりすればよいのですが、にもかかわらず、対応が先延ばしになっている例が少なくありません。

やりたくないこと、感じたくない感情を避けることに起因しているのであれば、その方は「心身症」の可能性もあります。心身症は、心の状態が体に何らかの症状として現れてしまう病気です。慢性の腰痛の場合、そこに関わる感情として、「どうせ現状は変えられない」といった「諦め」や「悲しみ」、それに引き続いて起こる現状や周囲の環境、自分自身に対する「怒り」、未来に対して見通しが立たないことへの「不安」などが挙げられます。

腰痛が、それを発症した方による、自分をいたわってほしいという無意識のメッセージになっていることもあります。自分が腰痛を感じていれば、体が悪そうに周りから見えて、周りが優しくしてくれる、というわけです。こういうメッセージを無意識に発している場合は要注意です。自分では気づかないし、周りの人も優しく接してくれるので、いつまでも問題解決につながる思考、感情、行動へと自分を向けることができません。先延ばしは、実は完璧主義の方に多い癖。完璧主義で慢性的な腰痛の方は、凝り固まった思考から腰痛がきていて、にもかかわらず、自分ではそれに気づいていないのです。

回復へのアドバイス

「マッサージを受けても、ちっとも腰痛が治らない」

そういう方が、万策尽きて私のクリニックを訪れるケースが増えました。生活習慣や周りの環境などによって引き起こされる腰痛は、きちんと原因を究明してから対応しなければ、いくらマッサージをしても一時的な回復しか望めず、すぐにぶり返してしまいます。

慢性の腰痛を根本的に解消するには、腰痛につながる生活習慣をそれぞれの状況に沿って改善していくことが大切となります。寒さが原因の場合には、温度調節が必要ですし、長時間の車の運転が腰痛の原因として考えられるなら、2時間に一度は休憩をとるといった対策が必要です。

日常の姿勢や動作等の心がけで解消しない時は、内科的な病気による腰痛もありますので、その場合は自己判断だけに終わらせず、医師の診断を仰ぎましょう。

腰痛の診断では、痛む部位を特定することも大切です。痛いところをピンポイントで指摘できる場合は、特定の筋肉を酷使して炎症を起こしているケースが多いといえます。前屈して起こる腰痛の場合は、背骨の椎体と椎体の間にある、椎間板に異常が発生している可能性も考えられます。日頃から前かがみになることが多いというのであれば、前かがみの姿勢が続かない工夫をすることが大切です。椎間板が障害される方は、背骨の周りの筋肉が痩せている、つまり体幹の弱い方が多いので、腹筋、背筋、お尻の筋肉、腰周りの筋肉、太ももの筋肉などを鍛えるのもよいでしょう。

歩行の異常がないかどうかもみておきます。人は左右対称に筋肉を動かして歩けているわけではありません。そこには必ず癖があって、その癖が筋の硬直につながり、腰痛の原因となることがあります。癖があるところには、必ず、可動域制限があります。その可動域制限を広げていくことも腰痛には効果的です。

腰痛

湿疹
日本人に多い「水毒」との関係

医学的説明

湿疹とは、皮膚に炎症を起こす病気の総称です。外からの刺激によって起こる「接触性皮膚炎」、それがアレルギー物質である場合の「アレルギー性接触性皮膚炎」、家事などで使う石鹸や洗剤でできる「手湿疹（主婦湿疹）」、皮膚表面の皮脂が欠乏した乾燥肌で起こる「皮脂欠乏性湿疹」など、様々な湿疹が存在します。保湿や原因除去をしながら、ステロイドの外用薬を塗るというのが通常の治療ですが、慢性化することが問題になっています。

実は湿疹は、東洋医学でいう「水毒」と密接な関係にあります。

水毒とは、体の水分が過剰に蓄積された状態、水はけの悪い状態を指します。栄養素、通気、水分を維持するための保水性と排水性のバランスがとれた状態を水はけの良い状態とするならば、水はけの良い方は日本人の人口の一割前後です。水はけが悪いと、水分は、内臓周辺や皮下に蓄積します。内臓周辺にたまれば「嚢胞《のうほう》」と呼ばれ、皮膚にたまれば「湿疹」と呼ばれます。湿疹やアトピーで悩む日本人が、海外旅行で乾燥している土地に旅行すると、一時的に湿疹が改善し、帰国すると悪化することからも、湿疹には水毒が関係してくることがおわかりでしょう。

湿疹の原因となるもの	
刺激	紫外線、熱、寒冷、乾燥
化学物質	洗剤　薬品　化粧品
アレルゲン	花粉 金属　動物虫、植物
体質	乾燥肌　皮脂の欠乏　水毒 腸内環境の悪化　自律神経異常 内分泌ホルモン異常

湿疹の原因の分類と具体例

心理的要因

ここでは湿疹の原因の一つ、水毒について、みてみましょう。

体の水はけが悪い状態とは、怒りなど、熱を発生させるものが体に蓄積して、体の方は熱を冷まそうとして、無意識に水を飲み過ぎているパターンもあれば、悲しいことが続いて肺周囲に水が蓄積しやすくなっているパターンもあります。また、水というのは重さを感じやすく、そのため気持ちがどんよりとしている方が、その状態をかえって自分の特性と錯覚し、無意識に水をとり過ぎてしまっているパターンもあるでしょう。「体重あたり4％の水を飲むと健康になる」といった日本人には合わない、間違った医学的知識がまかり通っていますが、そういったこともさらに拍車をかけるでしょう。

回復へのアドバイス

どういう生活習慣が水毒の原因になっているのかを自分自身で見きわめ、対策することが重要になってきます。それでもなお、水毒が改善しない場合には、とりあえず意識的に水分を控えるか、上半身から汗をかく努力が必要です。それが難しいとか、効果が乏しいとかいった場合には、利水（体内の水分量を調節する）効果のある漢方薬を内服するか、食生活に水毒を改善させるものを取り入れてみましょう。黒豆茶やドクダミ茶、色付き豆、ウリ科の野菜、珈琲、大根おろしなどは、利水を促す食品の代表です。胃に入った食べ物の水を吸い取る食べ物（焼きナス、さつまいも、ざるそば、ハト麦）も効果的です。運動を続けられる環境にある方には、エアロバイクやスクワットなど、太ももを動かす運動が最適です。運動ができない方には、岩盤浴やラドン浴、ツボのマッサージなどがおすすめです。第1章の「水をめぐる大いなる誤解」（P.44）の節も合わせて参考にしてください。

アレルギー

アレルゲンの排除でなく、共存を考える

医学的説明

一般的にアレルギーとは、「アレルゲン」という原因物質があって、それに免疫が過剰に反応し過ぎて起きる炎症のことです。

本来、免疫は、過剰に反応することがないように体内では制御されています。一方で、体に有害な物質が体内に留まると、それを排出しようとし、免疫反応が過剰になります。つまりはこれが、アレルギーのメカニズムです。ちなみにアレルギーには、炎症を伴うと、水を引き込もうとする性質があります。体のどこかがむくむと、鼻づまり（花粉アレルギー）や湿疹（じんましんなど）が起きるのは、その典型例です。

ところでアレルゲンはどうして体内に蓄積するのでしょうか？　食品添加物や農薬などに含まれる、人間が作りだした様々な有害物質、いわば「※社会毒」に囲まれている私たちは、知らぬ間に社会毒を体内へと取り込み、排出できずにいます。全身に蓄積していくアレルゲンは、白血

球に取り込まれ、リンパ管に乗ってリンパ節に移動し、最終的には、尿や汗といった形で体外に排出されます。しかし、リンパの流れが悪くなっている部位では、十分な排出がされず、アレルギー反応が出るというわけです。

※社会毒：『医者とおかんの「社会毒」研究』（2013）の著者である内海聡による造語

心理的要因

アレルギーをもっている方の中には、他人あるいは自分までも排除しようとする方が数多くいます。自分や他人の短所にはよく目が行くけれど、いい所には目が行きにくいのも、排除しがちな理由の一つでしょう。

でも、あなたが排除しようとしている相手は、実はあなたにとってもっとも理解してほしい相手かもしれません。その願望が叶えられないために、諦めて、被害者意識を持ったり、そこからさらに攻撃に転じたりしている方もいるのではないでしょうか？

人間関係のストレスからアトピーになる方は、特にそれが顕著です。劣等感や罪悪感を抱きやすく、感情の不安定さがアレルギーの悪化に強く関与します。

回復へのアドバイス

ハウスダスト、ダニなど、どこにでもありそうなアレルゲンに対してアレルギーがある方は、何に対しても攻撃的で、怒りを感じていることが多いといえます。怒りは「二次感情」で、この場合の「一次感情」は多くが「対人への怖れ」です。この怖れの原因は、人により異なります。大事な人に見捨てられる怖れもあれば、期待どおりの結果が出せなくて仲間から非難される怖れもあります。

自分の中の怖れを自覚すると、多くの場合、体質に変化が生じ始めます。ただし、自分の怖れを認める、向き合うこと自体は大きなストレスであり、短期的にみればアレルギーが悪化する可能性もあります。そのため、「アレルギーの原因を外部の要因に求めてそれを排除すること」に必死になります。「あれが悪い！」「あいつが悪い！」そうやって様々なものを排除するのです。しかし、それではある程度の改善しか期待できません。この社会において、すべてのアレルゲンを排除することは難しく、そのためアレルギーが完全になくなることはないでしょう。大切なのは、アレルゲンを除くことよりも、そのアレルゲンとどう接するのかといった内面からのアプローチ。つまり、認知の方を変えることが、長い目で見れば効果的です。自分や他人を責めて孤立する、でも、本当は寂しい、悲しい、愛してほしい。なのに、強がって、人の愛を受けとらない。そんな生き方を変えることで、アレルギーの多くは改善します。アレルギーがある方は、次から次へと病気をつくることで、周りの人からの関心、注目、愛を受けとりたいアピールを無意識でしているともいえるでしょう。これを「疾病利得」といいます。こういう方が、自分から欲しいものを手に入れる生き方に変わると、病気である必要がなくなり、アレルギーを手放せます。

帯《たい》状《じょう》疱《ほう》疹《しん》

三人に一人が経験する可能性の激痛

医学的説明

ヘルペスウイルスによる皮膚の感染症です。50歳以上で発症率が高まり、80歳までの日本人の三人に一人がかかるといわれています。

神経にそって、帯状に水膨れを伴う湿疹ができるのと、痛みを伴うのが特徴です。痛みは、時にひどい激痛となる場合もあります。

幼少期に、水ぼうそうにかかったことがあると、その時のウイルスが、大人になっても神経内に潜伏し続けます。そして疲労やストレスなど、何らかの原因で身体の免疫機能が低下すると、潜伏していたウイルスが神経内で再活性化し、発症します。また発症は何度でも繰り返す場合があります。

帯状疱疹は、水ぼうそうのように、人から感染してなるのではなく、水ぼうそうを経験した方なら誰でも発症する可能性があります。

心理的要因

帯状疱疹を発症する際のトリガーになる感情は、イライラや怒りです。イライラは自分に対する怒りですが、それもかなりの強さを伴う怒りです。その割には、本人に自覚がなく、周りからはわかりにくいのも特徴です。

なぜ周りからはわかりにくいのかというと、多くの方が、自分の感情を見せない、なにも問題がないように周りには表現するからです。こういったタイプの方の帯状疱疹は、強いイライラや怒りに暴飲暴食が加われば、さらに悪化する可能性があるでしょう。

一般的な痛みと異なり、早急に対応しないと、永久に痛みが残る可能性があるのが帯状疱疹のやっかいなところです。最初は一時的なストレスが原因かもしれませんが、繰り返し発症する場合には、一日も早く何が許せていないのか、何を許すのを怖れているのかについて考える必要があります。

回復へのアドバイス

初めて帯状疱疹にかかった時には、原因となる出来事から発症までの時間が短いので、睡眠不足やストレスなどトリガーとなった原因が同定しやすいぶん、対処もしやすいでしょう。

ただし、2回目以降の発症の方の多くは、あまりにも簡単に発症してしまうので、かえってどれが直接のトリガーとなったのか、可能性が多すぎて、同定が困難です。ただその時点で、相当な怒りや怖れを抱えているとはいえるでしょう（本人の自覚がない場合は自覚する必要があります）。

ちょっとでも思い当たる節がある、例えば急に暴飲暴食するようになったのであれば、なぜそうしてしまうのか、臨床心理士、公認心理師といったカウンセリングの専門家に相談されることをおすすめします。焼けるような神経の痛みは、局所的とはいえ、神経が尋常でなく障害されていることを意味します。相談が遅れるとそのぶん対応も遅れ、痛みが永久に残る可能性がありますから要注意です。

高血圧

楽しくても不安でも血圧は上がる

医学的説明

動脈の血圧が通常よりも高くなるのが高血圧、低くなるのが低血圧です。庭の水まきで使うホースにたとえると、ホースは血管、蛇口は心臓に相当します。たくさん水を出そうとすると、心臓は頑張り、ホースを流れる水の量が増えます。水量が増えれば、ホース内の圧が上がります。この圧に相当するのが血圧です。古くて伸縮性のないホースが水で満たされれば、すぐに内圧は上がります。これが動脈硬化に相当します。また、ホースを親指で押さえて遠くまで水を飛ばすことがありますが、この親指の働きに相当するのが、血管の収縮に関与する自律神経（交感神経）です。

身体の活動量が少ない時、必要とする酸素を含んだ血液量は少なくて済みますが、活動量が増えると、必要とする血液量は増えます。血圧の数値が一緒でも、その時の血液の必要量によって、血圧が問題になったり、ならなかったりするのはそのためです。

心理的要因

高血圧の場合は、自律神経が興奮しており、心臓も頑張っていることが多く、喜怒哀楽といった情動が過多の状態にあります。刺激や楽しみへの没頭、人に尽くしたくてそうなっている方もいるでしょう。あるいは、焦りや不安、怒りによる緊張状態で血圧が上がることもあります。

回復へのアドバイス

単に刺激や楽しいことを求め過ぎて、自律神経が興奮状態にある場合は、息切れ・頭痛・胸やけなどが出ることが多いので、意識的に行動量を減らすように調整します。焦りや不安、怒りによる緊張状態の場合は、何に対してそう感じているのかを理解する必要があります。第3章に出てくる「感情日記」に取り組むことで自己理解が深まるでしょう。

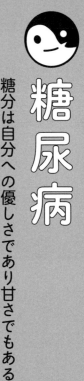

糖尿病

糖分は自分への優しさであり甘さでもある

医学的説明

糖尿病は、※インスリンの量が不足することで高血糖になるI型糖尿病と、インスリンの血糖降下作用が低下した結果、血糖値が下がりにくくなるII型糖尿病に分類されます。ここでは多くにみられ、より深刻な事態を招くII型について解説します。

インスリンの血糖降下作用が低下するII型は、「インスリン抵抗性」と呼ばれ、体内の炎症や肥満の傾向にある方に多くみられます。また、栄養を体内に取り込むのもインスリンであることから、インスリン抵抗性が高いほど、栄養を体内に取り込みにくく、食欲が増進します。そのため、肥満になるので、インスリン抵抗性で肥満になっている方は、糖尿病を治すと同時に、インスリン抵抗性と肥満の悪性サイクルを治療しなければなりません。食事量をそのままに、インスリンの作用を正常化させても、血液から体の細胞への糖分の移動が促進されるだけで、より栄養過多の細胞が増え、さらなる肥満につながります。そのため、食事量、食欲のコントロールが治療には必須です。栄養過多になると、糖が血管にたまって活性酸素を出し、目や神経や腎臓など、様々な臓器が障害を受けるという新たな問題が発生してきます。

※インスリン…膵臓から分泌されるホルモン。体内で糖を分解し、血糖（血液中に含まれる糖類）の量を減少させる

心理的要因

糖尿病は、糖分（エネルギー量）の摂取量が消費量を上回ることで発病します。糖分とは文字通り甘いもの。糖分をとることは、自分に対して優しくする、甘く接することを意味します。糖分が生きるのに必須なように、自分に優しくすることはもちろん大切です。時には優しく、時には厳しく接することが理想としたら、糖尿病は優しさの部分が厳しさの部分よりも大きく上回った状態です。

自分に優しくし過ぎて、せっかくの栄養を無駄にするだけならまだしも、余った糖分が過多となり血管にたまって活性酸素を出し、臓器障害を起こすのですから最悪です。糖尿病になる方には、自分への甘さや他人からの愛情で、自分を甘やかしたままで駄目にする方向へと向かう傾向があります。達成感や責任感、忍耐強さの欠如、目的達成意識の低さ、感情でいえば、諦め、無力感、虚しさ、不条理、寂しさを感じることが多く、自信をなくしている方も少なくありません。目的がぶれやすく、感情や欲望に左右されやすいのであれば、自分の強いこだわりがそうさせてしまっているのかもしれません。そこに自己肯定感の低さや完璧主義の要素が加われば、いろいろな「○○すべき」に縛られ、ますます自分を律することから遠ざかってしまうでしょう。

回復へのアドバイス

自分を律すること、そのためには自分を縛っているこだわりを捨てる決意が必要です。

とはいえ、それには大きなストレスがかかります。コミットメント（自分や周囲に対する宣言・約束事）を持続できるのか？　そう葛藤される方は、コミットメントを持続できるだけの大きな理由を見つけるとよいでしょう。一番大事な人のために、人生で必ず成し遂げたいことのために、食事はこれくらいで抑える、などのしっかりとした目的があれば、習慣になりやすいはず。それを1人ではなく、集団でやったり、誰かの援助や管理の元でできたりすれば、さらに実現しやすくなるでしょう。多くの方は、大きな目的を持たず、機械的に自分を律するだけの「〇〇すべき！」を自分に課してしまいます。しかし、それではただ、しんどいだけ。回復へのプロセスは、修行や苦行とは違います。同じことをするにしても、具体的な目標があれば、少しずつでも達成感が得られます。また、たとえ失敗しても、結果から学ぶことができます。体重を減らす、血糖値を下げる、あるいは「なりたい自分を実現する」というのでもかまいません。とにかく具体的な目標を設定することから始めてください。

痛風

〝父性〟の強い男性に多い

医学的説明

痛風は、体の尿酸値が上がり、尿酸が足、膝、足の親指などの関節に蓄積して、関節炎を起こす病気です。肥満ぎみの方に多く、男性に多いという特徴があります。

尿酸の原因はプリン体といって、肉や魚、穀物のうま味成分といわれています。このプリン体は、7～8割が体内で生成され、残り2～3割は体外由来（主に食事）といわれています。このため、体内のプリン体の生成を抑えない限り、プリン体をほとんど含まない食事をしても、痛風は治りにくいということになります。

一方、肥満の方が肥満を改善すると痛風は起こりにくくなります。肥満の方に痛風が多いのは、痩せている方と比べて、身体全体の細胞数が多いからと考えられています。細胞数が多いと、新陳代謝の過程で壊されてはつくられる細胞が増えるので、細胞が壊される時にできる細胞の核内のプリン体が体内で増え、結果的に、体内の尿酸が増えてしまうというわけです。

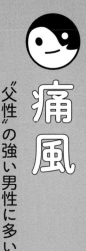

したがって、痛風の治療には、プリン体をなるべく含まない、かつ、肥満を解消できる食事をとることが大切です。

体内の尿酸が増えて起きる痛風発作は、同じ関節に炎症という形で繰り返し起きやすい傾向があります。特に足の親指には起きやすく、慢性化すると、組織が固くなり、歩行に影響してきます。また、いつ襲ってくるかわからない関節の激痛に、びくびくして日々活動することになります。

心理的要因

痛風になる方の傾向として、①支配的な性格であること、②頑固であること、いわゆる〝父性〟が強いことが挙げられます。肥満の方には、優しい性格の肥満タイプと、攻撃的な性格の肥満のタイプがあると思いますが、どちらかといえば後者に多い印象です。

攻撃的な方には、エネルギー値が高く、たくさん食べて、たくさんエネルギーを消費するタイプが多く、常にイライラや怒りを感じやすい性格といえるでしょう。人に見下される怖れ、支配される怖れがあり、逆に支配的に人とかかわることで、自分を保ちます。よくいえば信念がある、悪くいえば頑固なのですが、一見、頑固にも支配的にも見えない方に痛風が多いのは、そういった自分を隠そうとしているか、間接的に相手を支配しようとしていることが多いからです。

回復へのアドバイス

初期治療としては、肥満の改善をしながら、内服薬で血中の尿酸値の調整をします。イライラが背景になって、食べ過ぎて肥満になっている場合には、イライラも同時に改善する必要がでてきます。とはいえ、現実の診療でこのイライラを改善させることは非常に難しいのが、痛風という病気です。頑固で支配的な性格の持ち主は、イライラの原因を他人や環境のせいにすることが多く、自分自身の問題とは考えようとしません。一生懸命、他人や環境を変えることでストレスを緩和しようと試みますが、状況の改善を見ることなく、最後は諦めてしまいます。残された方法は、中途半端な食事療法と内服薬、ジムに通って減量のためのトレーニング、せいぜいそれくらいに絞られていくのが通常です。

ただいつまでたってもイライラが解消されない場合には、体重が一時的に減ってもまた、リバウンドが起きやすく、体重の変化によって血液中の尿酸値も変化しやすくなり、それが、さらなる関節炎の引き金になることもあります。自分のやり方に固執して、改善しようとする方ほど、根本的な改善が難しいので厄介です。

根本的な解決を求める方の場合には、考え方と行動を変える必要がありますので、認知行動療法（P.66）をおすすめします。ただし、認知行動療法は時間がかかりますので、ストレスがたまらないように生活のリズムを整える、適度な運動をする（激しい運動は尿酸値を上げるので控えましょう）、自然に触れる、趣味を楽しむなどしながら、自分自身と時間をかけて向き合うのがよいでしょう。

虚弱体質

幼少期の親子関係が影響?!

医学的説明

みなさんは「虚弱体質」と聞いてどのようなイメージを抱くでしょうか？　疲れやすい、すぐ病気にかかる、覇気がない・・・虚弱体質の明確な定義はありませんが、一般に、平均的な体重よりもかなり体重が少ない状態なのは確かです。栄養が胃腸で吸収できない、食事摂取量が少ない、悪性腫瘍《しゅよう》や慢性炎症により摂取したエネルギーが必要以上に消費される、など、トリガーとなる原因はいくつかあります。

単に摂取カロリーの問題だけではありません。体に必要なビタミン、ミネラルが欠乏することで体の活動が低下すれば、健康的な方であっても、ストレスがかかり続けて、やがて虚弱（やせ症）になっていきます。健康と病気の間の状態を東洋医学では「未病」といいますが、虚弱体質の人は特に、未病状態といえます。

ビタミン、ミネラルの欠乏が原因の症状には様々なものがありますが、その多くが、保険診療の範囲内でできる検査では十分な評価が下せないかもしれません。また、治療内容も限られます。こういった事情から、色々なことを試しても一向に虚弱体質が改善しないという方は、自由診療を視野に入れるのもよいでしょう。自由診療なら、本当に必要な栄養素を測定して適切なアドバイスを医師が行うことができるでしょう（自由診療についてはP．178のコラムも参照）。

心理的要因

異常にやせている方のほとんどは、自己肯定感が低いといっても過言ではありません。自分の体や心に栄養を与えることを無意識に拒んでいるのです。異常にやせているのに目立ちたがり屋という人は滅多にいません。目立つことよりも周りに気を配りすぎる傾向があり、見捨てられる怖れを非常に強く心に抱いています。そういう方に幼い頃の両親との関係を聞くと、大体は、親から望まれずに生まれたとか、親の期待に応えられず家に居場所がなかったとか、そういったエピソードを持っているケースがほとんど。周りの人から大きな関心や愛を得たいと本当は感じているけれど、それが叶わないと諦めています。親の育て方が大きく影響するというわけです。やせている自分が、仮に健康的になったら、もっと愛されなくなると考えて、虚弱体質からの脱却を心の奥底では嫌がっている方もいます。こういう方が結婚して子どもを持つと、親から受けたことと同じことを子どもにしてしまうことがあります。こういった方の思考を変えるには、認知行動療法（P.66）が有効と考えられます。第3章でご紹介している「感情日記」もその一つです。

回復へのアドバイス

そもそも虚弱体質のなにが問題なのかは人によって異なります。ただ、虚弱体質によって、やりたいことができないといったことはあるので、生きたい人生を生きるのに必要な体や心を培うのに越したことはありません。真剣に悩んでいる方の多くは、「食事はとっているが、体重が増えない」ことを気にしているので、実際にどれほどの食事量なのか、栄養は十分に吸収されているのかを調べて評価する必要はあるでしょう。

とはいえ、必要な量を食べるように指示しても、心がそれを望んでいなければ持続できません。そういう場合、解決の糸口の一つが、親との関係です。なにも親と対決せよとか、和解せよとかいっているのではありません。親に拒絶されていると思い込み、実際にそうだったとしても、それは過去のこと。過去の体験を引きずって生きるのか、引きずらないと決意するのかを今の自分は選択できる。そういう思いに至るレベルまで気持ちが整理され、言語化することができれば、ゆっくり変わっていくことができるでしょう。やがては、やせ過ぎることで人の関心を集めることにも興味がなくなっていくはずです。

冷え性

自分にも人にも厳しい態度が冷えを招く

医学的説明

冷え性という病名はありませんが、一般に冷え性といえば、末端冷え症（四肢末端型）のことを指します。もともと人の体の末端は冷えやすく、そのうえ、いつも緊張状態にある方や、ダイエットなどで食事量が少なく、熱量が足りていない方であれば、手足に末端まで十分な血流がいかないのは当然です。タイプとしては、痩せていて、常に肩や頸部がこっている方に、冷え性の傾向があります。

昔は、中年以降の女性に多かったのですが、最近では、下肢が冷える「下半身型」の中に、30歳前後の若い方が多く含まれるようになりました。これは、腰回りに負担がかかる動作や姿勢を長時間しているデスクワークの方、運動不足の方が増えたことと関係していると考えられます。下半身型の冷え性は、温かい血液が上半身だけで循環して、冷たい血液が下半身に留まってしまう傾向にあり、下腿《かたい》（膝と足首の間）がむくんでいたり、つりやすかったりするのも特徴です。

内臓が冷えている「内臓型」の方は、お腹が冷えるのですが、腹部は通常、衣服に覆われ、冷えにくい対策をしていることから、冷えを感じにくいという意味で自覚に乏しい方が多いようです。たとえ自覚がなくても、冷えることによって内臓機能は低下していますから、消化管に不調を感じたり、下痢や便秘が続いていたりするのなら、注意する必要があります。冷たい物の飲み過ぎ、糖分のとり過ぎといった食生活の乱れ、腹部周囲の手術の影響や、長期にわたる腰痛の放置などが背景にあることを知っておきましょう。

全身に冷えが認められるのは「全身型」です。全身型の場合には、常に体温が低いのが特徴で、基礎代謝機能が低下している若者や高齢者に多いといわれています。基礎代謝機能の低下は、これもずっと続いてしまうと自覚しづらいのですが、体温の低い状態に倦怠感が重なっている場合は、全身型の冷え性を疑ってみるべきです。特に何らかの薬を大量に飲んでいる方は、この冷え性のリスクが高くなる傾向にあります。

心理的要因

たとえば、「四肢末端型」の冷えには不安や「○○べきだ」という思い込みからくるイライラと怒りがある場合が多く、「下半身型」の冷えには同じように不安を抱えながらも、活動が低下している、落ち込んでいることが多いという印象です。腰が冷える場合には、イライラや怒りを抑えている可能性があり、手足が冷える場合は、私のこれまでの経験からいうと、年下の人に冷たくしている方によく見られます。女性の冷えは、基礎代謝の低下以外に、女性性の否定（女性で損した気持ちになる）や夫婦の問題が考えられ、婦人科領域の病気が慢性的に続く傾向にあります。

回復へのアドバイス

運動は、すべての冷え症に効果があります。その際、運動前に足関節周辺の血流を上げることをおすすめします。理由は、日本人の多くが腰より下にむくみをもつ傾向があるからです。足裏のマッサージ、足関節の可動域を広げる運動、下腿《かたい》の筋肉のマッサージを併用することで、太ももから腰回りにかけての筋肉がやわらぎ、血流も上がります。

その他に有効なのは、全身の入浴です。過度のダイエットが原因の冷えは、たんぱく質、

冷え性

ビタミン、ミネラルの強化が必要です。代謝が低下している場合は、原因を血液検査で同定することが必要でしょう。「下半身型」では、特に腰回りの筋肉をほぐし、それでも冷えが改善しないなら、下肢から足裏の筋肉をほぐしましょう。「内臓型」の場合は、食べ過ぎや飲み過ぎを避けてください。「四肢末端型」や腰痛を伴う場合には、炭酸ガス入浴などでリラックスできるようにしましょう。そして自分にも他人にも厳しい（冷たい）態度になりがちなことで起きる冷え性は、「○○べきだ」という考え癖を減らしておおらかに過ごすことで、症状が和らぐ可能性があります。女性性の否定からくる冷えに対しては、即効性のあるアドバイスはしづらいものです。なぜなら女性性を否定する女性の多くは、心の傷を負っており、女性でありながら、男性性を選択してきたので、急に女性性を大事にしようとしても、それをすぐに実行するのは容易ではないからです。女性に生まれたことを本人が受け入れ、無理に女性性を否定しなくてもよいと思える、女性でよかったと感じられる体験を再体験する必要があります。

体の不調

考え方の変更を促す体からのメッセージ

医学的説明

ここでいう体の不調とは、病気とは診断はされないものの、何らかの体の違和感、倦怠感が自覚される状態のことです。病院に行っても診断されないということは、保険診療の範疇を超えた検査をしなければ原因と解決法が見つからないかもしれません。逆にいえば、それをすれば原因と解決法がみつかる可能性があるということです。ただ、経験的にいって、検査で見つかって改善するのはせいぜい三割くらいです。

体の不調は、東洋医学では「未病」、西洋医学では「自律神経失調症」といいます。自律神経の失調は、西洋医学を除く、多くの医療で治療が可能ですが、それでも完全によくなることはありません。そこで見落とされ、あるいは軽視されがちなのが、自分の心の不調に由来する原因です。心の中の原因と向き合うことによって、不調になりにくい心の持ち方、考え方ができるようになってきます。具体的には、次の「心理的要因」「回復へのアドバイス」でご説明しましょう。

心理的要因

体の不調とは、「その考え方をしていると病気になるから、そろそろやめた方がいいですよ」という体からのメッセージです。このメッセージを受けとって対応するのか、受けとらずに無視して病気になってから対応するのか、私たちに与えられた選択肢は大きく分けてこの二つです。後者の選択肢を取ったら、体の不調は慢性的に続くことでしょう。

そういった意味で、不調の原因は心にあるといえます。しかし、「あなたの体が不調な理由は心にあるんですよ」といわれたらどうでしょう？　多くの方が馬鹿にされたように感じたり、「病気になったのは他の誰でもない、自分のせいだ」と突きつけられて心が沈んだりするかもしれません。そして、自分の中にある原因（内因）から目をそらし、周りの環境（外因）に目を向けて必死に原因を探すでしょう。中には、医療機関にかかって原因が見つからないと、怒る方も出てきます。

間違った信念の変更を迫られると、あなたの人格をつくってきた過去の記憶は、それを嫌います。変更することで、不調が治るということがわかっていたとしても、100人いたら100人とも治るというデータがあったとしても、です。

信念を変更することに、人はものすごく抵抗を感じます。アドラー心理学に「否を認める勇気」という言葉があります。自己肯定感が低く、自己受容ができていない方は、勇気がないため、信念を変更することで不調が治るということがわかっていたとしても、その選択を取らないのです。この時の感情は「怖れ」です。それを克服するのに必要なのが「勇気」ですが、勇気を振り絞るのは、なかなか骨の折れる作業です。素直な方なら、他者との対話や助言の中から信念を変更するきっかけを得ることも可能ですが、ほとんどの方は信念の変更を迫られる機会を「リスク」と感じます。そして、できるだけ他人の言うことに耳を傾けようとせず、場合によっては他人と顔を合わせることさえ嫌うようになります。たとえ孤独になっても、信念を変更するよりはマシだと考えるわけです。

回復へのアドバイス

他者と話すことでその人からの反応や助言を素直に受けとめ、自分の内面を見つめることが大切です。そのうちに不調の原因がみつかってきます。「信念を変更させられる」というような被害者意識を持つのではなく、「信念を変える勇気を人からもらえるのだ」と考えて、行動できるようにするべきです。そのためにすることはたくさんあります。

これは男性に多いのですが、不調の時、「自分は人の言うことをよく聞いている」という方ほど、実は話を聞こうとしません。自分がほしいと思っているメッセージ、都合のよいメッセージだけを受けとり、都合の悪いメッセージはなんだかんだと理由をつけて無視する、それでは改善など望めるはずがありません。信念が変わるということは、生き方が変わるということ。それは、心からそうしたいと思えてはじめて、うまくいくものなのです。

がん

自ら犠牲となって汚れていく細胞

医学的説明

周りの組織と協調することなく、周囲の組織を圧迫していくのが「がん」です。より原始的な細胞、分化していない細胞ともいいますが、それらの細胞の分裂増殖が異常に速くなり、自己統制することなく、分裂増殖を繰り返します。

西洋医学では、がんはほうっておくと全身に広がり、命を奪うと考えられています。そのため、がんと闘うための治療法といえば、抗がん剤や放射線療法、手術などを指します。

一方、東洋医学では、がんは、体質の悪化の結果ととらえられており、体質の改善を重視、体質改善せずにほうっておけば、命にかかわるという考え方です。肉体は生命を維持するため、一時的に、体質悪化による命への悪影響が出るのを遅らせる必要から、体質を悪化させる汚れた血液成分を吸着、集積させて、袋のようなもので閉じ込める、それが「がん」というわけです。言い換えれば、東洋医学におけるがんは、「ほうっておけば、命に関わりますよ」というメッセージであると同時に、「早急に体質を改善しましょう」というメッセージでもあるのです。

がん細胞は、元々は正常な細胞で、その正常な細胞が、汚れた血液成分を吸着、集積するのを自ら買ってでて、汚れていきます。そうすることで、汚れた血液成分を周囲から隔離するのです。これは一種の自己犠牲といえるでしょう。犠牲になっている細胞からすると、早く、この状態から解放されたいと思っているかもしれません。もしそうだとすると、体質改善を通して、なるべく、早く、救ってあげないといけません。しかし、がんになってから体質改善するのは、至難の業。そもそも、本気で体質改善するつもりがあれば、最初からがんになりにくい体質だったはずで、そうではないから、がんになったともいえるのです。そうやって、がんになってしまった頃には、現状を変えられない諦めや無力感、怒りや憎しみに縛られ、ますます体質改善する意欲が低下します。それをそのままほうっておけば、汚れた血液成分を隔離する部分が全身に広がっていくでしょう。

体質改善の意欲が低下するのも問題ですが、体質改善の具体的な方法を決めて、どのように実践するのかがさらに難しい問題です。例えば、免疫力の低下という体質があるとします。その場合、どうしたら免疫力を正常化するのかが、一つの命題です。睡眠の質を上げる、休息をとる、食事のバランスを考える――具体的には、摂取するたんぱく質の量の低下や質の偏り、ビタミン、ミネラルの摂取の低下を正す――。糖質の摂取過多も、免疫力の低下につながります。これらいくつもの要素のうち、どれがもっとも強く免疫力低下に関与しているのか、どの栄養素のバランスから改善したらいいかなど、まだまだ分かっていないことはたくさんあります。腸内環境の悪化、冷え症、電磁波や体内に蓄積した重金属の影響、対人関係のストレスなど、正常な体のシステムを狂わせる原因は膨大です。そのため、がんが悪化する直接の原因となっているものを洗いざらい調べて、一つ一つ改善していくことほど大変で非現実的なことはないのです。体によけいな水がたまる「水毒」があれば、ポリープががん化するリスクもそのぶんだけ高まります。よけいな水がたまる理由は、体の硬さ、くせ、腸内環境、外傷、栄養のアンバランス、周囲の環境（寒冷や電磁波）など様々。このように、がんの原因は一つではなく、お互いの作用によって複雑にからみあっています。そしてそれを、「生活習慣」や「生活習慣病」などとまとめて呼んでいるのです。一人一人、がんが起きる理由が違うとは、そういう意味です。

もうひとつ知っておいていただきたいのは、体内の毒が蓄積するスピードと、排毒されるスピードは、がんの進行に大きく影響を与えるということです。体内の毒が蓄積するスピードを上回るくらいに、排毒が促進されるような状態は、自分の体質をベストに近づけてくれるでしょうし、そうなるような取り組みがとても大切です。排毒されるスピードが上回まっている状態になれば、体温が上がる、睡眠の質が上がる、よけいなことを考えなくなる、食べ過ぎなくなる、おだやかになる、むくみがなくなる、末梢が温かくなる、人と会いたくなる、など、はっきりとした変化となってあらわれます。逆に、毒の蓄積が上回る場合は、その逆の現象を体感することになるでしょう。ちょうど、ストレスがかかった時の自分の体の反応が、毒の蓄積が上回った状態とするなら、ストレスフリーの時の自分の体の反応は、排毒が上回った状態です。

心理的要因

進行がんの患者さんのほとんどが持っている感情が、怒りと憎しみです。自分に対する、あるいは周りの人に対する、両親に対する、憎しみや怒り。この感情を、本人が自覚しているとは限りません。いずれにしても、怒りや憎しみにとらわれている自分のことが嫌だし、そういった自分を、どこかで解放したいと思っています。しかし、実際には、怒りや憎しみから自分を解放することへの罪悪感、他責や自責の念が、解放したい自分に抵抗してきます。なぜなら、他責や自責をしていれば、怒りや憎しみの感情を持ち続けることができ、その状態を自分らしいと感じられるからです。変わりたいと思っても、怒りや憎しみの感情に縛られて身動きがとれない状態が長年続いている人の方が、がんになるリスクは高いといえます。年月が経つにつれて、自分ではどうにもならない無力感に悩むこともあるでしょう。けれど、怒りや憎しみを感じている一方で、本当は、怒りたくないし、憎

がん

しみを感じたくないとも思っています。両方の相反する気持ちが、自分のなかに共存しているのです。

怒りや憎しみはどこからくるのでしょうか？　それは、幼い頃に、誰にも相談できなかったからかもしれません。養育者との関係でそうせざるを得なかった、助けを求めても助けを得られなかったからかもしれません。いずれの場合であっても、その時のあなたの心は傷ついたことでしょう。そうやって感じた怒りや憎しみは、心に深く刻みこまれます。あなたの子どもの時の心（インナーチャイルド）が、大人になった今でもあなたを縛り、本当は怒りや憎しみを手放したいのに、手放すのを邪魔します。その状態を解放するには、大人のあなた自身が、怒りや憎しみに縛られていた子ども時代の自分を許す必要があります。けれど、多くの方は、「自分を許せ」といわれても、頭で考えてしまおうとするばかりで、心の底から許すことができません。心から許せれば、大量の涙、一時的な脱力とともに、自分も親も徐々に好きになり、生きやすくなって、それどころか親や養育者から自立することさえ可能になります。そうやって自分を許し、心を解放することにより体質は改善され、自ずとがんも快方に向かうでしょう。

回復へのアドバイス

手術で取りきれる場合、抗がん剤が初期に効いて完治する場合には、西洋医学的な治療が有効といえるでしょう。一方、再発する場合、初期治療に対する反応が悪い場合には、西洋医学的な治療一辺倒が、逆に悪化を招く危険があります。体の土台の部分が崩れているからそうなるわけで、その場合は、栄養バランスや睡眠の状態を整え、ストレスをなるべくなくすことがまずは必要になります。そして自分を許す、病気を治す許可を自分に与えましょう。

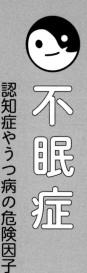

不眠症

認知症やうつ病の危険因子

医学的説明

不眠には、4つのタイプ（入眠障害・中途覚醒・早朝覚醒・熟眠障害）があります。また、不眠の原因には、ストレス（精神的・身体的）、病気、薬の副作用・刺激物などが挙げられます。

現在、不眠治療のほとんどは薬物療法です。不眠の原因に注目し、対処することで、不眠が改善することはありますが、実際に改善するのはまれです。不眠は様々なストレスや生活習慣が引き金になっていて、原因も一つではありません。

そんな中でも薬を使わない有効な治療法はあります。その一つが、不眠につながる生活習慣を見直すことに主眼を置いた認知行動療法（P.66）です。

不眠を薬で治療しようとした場合でも、精神的な緊張が強くて眠れないケースでは、薬を大量に飲んでも効果がなかったり、薬物依存から抜けられなかったりします。一般に薬物依存からの脱却は、努力だけではどうにもなりません。

本当は寝たいと思っている一方で、不眠になるような生活習慣を無意識に選んでいる、そういう方が不眠になりやすいのです。そういう方は、「どうして自分が、不眠になるような生活習慣を無意識に選んでいるのか？」に気づく必要があります。それができないと、認知症やうつ病などの脳障害を引き起こす危険性も高まるでしょう。就眠前にブルーライトを浴びる、活字を読む、夜遅くにご飯を食べる、など、睡眠の質が落ちることを無意識のうちにやっている方は、今の時代、本当に多いと思います。

心理的要因

慢性の不眠で、特に薬物療法を受けている方の中には、何が不眠の原因なのか、うすうす気づきながらも現実と向き合いたくないがために、「どうせ不眠になる生活習慣は変えられない」と諦め、問題解決を先延ばしにしているケースが数多く見られます。

一方、なるべく薬を使わずに治したいと思っている方もいて、そういう方の多くは、問題解決したい自分としたくない自分との間で葛藤しています。睡眠剤を長期的に飲む場合のリスクを回避したくても、眠れないことへの不安や怖れが徐々に頭をもたげてくるのです。様々な努力で何とか薬物依存から脱しようとしますが、薬の効果が一定しないことや、リラックスすることにためらいを覚えている場合には、逆にもっと不眠の傾向が強まり、それに伴ってストレスも増していきます。いくら寝ても元気にならない状態では、不眠対策への見通しがちっとも立ちません。こうした強い不安や怖れ、絶望、ストレスに対する耐性の低下はどんどん進んでいくでしょう。

人間関係の悩みからくる不眠の場合には、劣等感、羞恥心、罪悪感、自責、他責、虚しさ、嫉妬、悲しみ、怒りなどの感情が、いつまでも続くという特徴もあります。また、不眠の期間が長く、長期にわたって薬を飲んでいる男性は、自分の感情を感じにくいという意味での「不感」に陥っていることがあります。不感になること自体はごくふつうの生理的な反応で、精神的ストレスから脳を守る働きの一つですが、問題は、薬物治療がこの「不感」をさらに進行させ、認知症やうつ病などの脳障害の発生を加速させてしまう危険があることです。

回復へのアドバイス

快眠のためには、規則正しい生活、習慣、有酸素運動、入浴、日光浴などが有効といわれています。不眠の原因となる刺激物や騒音、汚染された空気や湿度の高い不快な環境、電磁波などもできるだけ避けたいところです。そのうえで、【表1】に示したように、原因を同定するのが望ましいでしょう。

しかし、実際にそれだけではよくなりません。もっとも大切なのは、「リラックス（安心）できる能力」であり、この能力をあなた自身が身につける必要があります。安心できる能力は、安心することへの不安や怖れに対するストレス耐性（EQ＝心の知能指数のうちの能力の一つ）とも言い換えられます。あなたが安心して眠るためには、過去の出来事に対する悲しみ、期待どおりにいかない未来への不安や苛立ち、現在の問題への怒り、など様々な負の感情に対して、最終的に自分で感情の処理ができるようにならなくてはならないのです。患者さんの気持ちに沿い、患者さん自身で問題解決できるところまでをみてくれる医者が身近にいればいいのですが、残念ながらそのようなカウンセリング技術を持った医者が日本にはほとんどいません。

不眠と性格も密接に関係しています。【表11】を参考にして、できるところから改善してみてください。第1章「睡眠に始まり、睡眠に終わる」（P.22）の項も併せて思い出してください。

【表1】睡眠障害のタイプと原因

入眠障害の場合	ストレス、神経質
中途覚醒の場合	頻尿になる病気 ストレス 緊張 こだわりが強い 精神疾患
熟眠障害の場合	自覚症状のない病気や原因がある
早朝覚醒の場合	高齢者 うつ病

病気	痛みが原因	関節リウマチ　糖尿病
	頻尿が原因	前立腺肥大　糖尿病　腎疾患
	胸苦しさが原因	高血圧　心不全　狭心症 COPD　胃食道逆流
	呼吸器症状	喘息　鼻炎　睡眠時無呼吸症候群
	痒みが原因	アレルギー疾患
	精神的に不安定	不安障害　パニック　うつ 双極性障害など
	その他	脳梗塞　脳出血
薬物	不眠の副作用がある	降圧剤　抗アレルギー剤
環境	睡眠を阻害	騒音　空気　照度　湿度 温度　寝具　寝間着
刺激物	睡眠を阻害	カフェイン　ニコチン アルコール

③　**不感の人**というのは、大人になっても「疲れた」「つらい」といった素直な感情に気づかず、あるいは感覚を得られない人のこと。もともとは「疲れた」「つらい」が言えずに、ストレスを自分の中で抱えてしまうタイプ。人に援助を求めず、「私は大丈夫」と口ではいうが、実は「ストレス負債」「睡眠負債」をどんどん抱えていることに気づいていない。「ストレス負債」「睡眠負債」で体や心が不健康になり、不眠になって、毎朝、頭がぼーっとするなどして、本当は休みたいという自分の欲求に対し不感になる。不感ゆえにそのことにも気づかず、無理がたたって病気になって初めて休むことを考える。自他ともに厳しい傾向があり、人と信頼関係を築きにくい。人にお願いすることも信頼することもできなくなり（不信)、「うつ」になる。

④　**人の役に立ちたいという思いが強すぎる人**は、無意識のうちに自分の気持ちを抑え込み、他人の欲求ばかり優先させている。そのため、他人の仕事まで引き受けたり、他人のことが気になって首を突っ込み過ぎたりする。人に奉仕してばかりいると自分のやりたいことがわからなくなってしまい、他人の言葉に右往左往することも。やがて②の「頑張り屋さん」タイプと同じ思考・行動パターンに陥り、入眠・熟睡困難になる。

【表II】性格のタイプと不眠の原因

① **完璧主義の人**は生真面目で「○○べき」思考が強く、小さなミスでも、自分の期待と異なる結果が出たと感じて、ストレスを感じやすい。その際に自分あるいは他者を責め、期待した結果になるまで、イライラしたり、落ち込んだり、不安などの負の感情が持続しやすい。そして、実際に100％期待する結果になることはまずないため、ストレスが長引いてしまう。また、そのストレスを解消しようとしても、根源に自己否定があるので、否定的な自分に合った行動、自分の健康や睡眠を妨げる行動、元の木阿弥的行動をとりやすい（例／もっと体力をつけようと思うあまり暴飲暴食して体を壊す。100％近く事をやり終えるまでは不満で、自分に休息を与えない、など）。きちんと睡眠がとれなかったらどうしよう、また、それが影響して、明日、仕事がきちんとできなかったらどうしようなどと、不眠になることに恐怖を抱きやすい。

② **頑張り屋さん**は、疲れているのに無理をしてしまい、体を壊す傾向がある。「どんなときでも一生懸命やりなさい」と常に努力を強いられてきた人が多く、いつも努力していなければ認められないような気持ちになる。リラックスして休むことに罪悪感を覚えやすい。成長を続けるために、睡眠時間を削って勉強する。それができないと、できない人と思われるのが嫌で、できると認められるまで頑張り、体を壊す失敗を何度も繰り返す。交感神経が常に「ON」の状態で入眠・熟眠困難になる。

うつ病

「不眠↕うつ」負のループに気をつけて

医学的説明

うつ病が発生するメカニズムはわかっていないことが多いのですが、うつ病によく見られる、意欲の低下や否定的な感情は脳が生み出すものなので、脳の機能の異常が起きていると考えられます。脳の神経は互いに、神経伝達物質（セロトニン、ノルアドレナリン、ドーパミン）でやりとりをしていて、そのバランスの乱れが関係しているという人もいれば、脳の血流の低下が問題であるという人、両方が関与しているという人もいます。

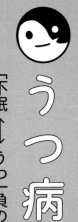

神経伝達物質の量は、その方の性格に影響を及ぼします。うつ病になりやすい気質（性格）や、うつ病を引き起こすきっかけとなる環境要因（ストレス）があり、それらが組み合わされることでうつ病が起きると考えることもできます。

たとえば、高齢者は一般に人として成熟しているぶん、精神的には安定していますが、体力や気力、気持ちが低下する、親しい人と死別して孤独を感じやすくなる、健康不安がある、といったことからうつになる場合があります。

うつ病も認知症も、脳の血流が低下することで起こると考えられているところは共通するため、うつを認知症と間違われて、放置される例もあります。また、男性は40歳代でうつを発症することが多く、女性は30歳代～70歳代と幅広い年代で発症しやすいといわれています。特に高齢者では、男性に比べて女性の方がうつになりやすいといわれています。

心理的要因

うつ病になりやすい方は、生真面目、完璧主義、自分に厳しい、凝り性、気を使うなどの気質（性格）の持ち主で、それゆえにストレスを受けやすいと考えられています。長男、長女など、日本においては、厳しく育てられがちな人がなりやすく、完璧でない自分には価値がないと、できない自分に焦点があたり、劣等感や罪悪感を抱きやすい傾向にあります。その結果、脳血流の低下や脳機能障害が起きているというのが有力な説です。ちなみに、学校や社内でのいじめ、受験や仕事での失敗、失恋や離婚、家族や親しい友人との死別といった悲しい出来事だけが引き金になるのではありません。結婚や妊娠・出産、昇進・栄転、進学・就職、家の新築や引越しなど、喜ばしい出来事であっても、環境が大きく変わることでストレスが生じ、うつ病を引き起こすきっかけとなることが知られています。

回復へのアドバイス

うつ病は脳機能が低下する病気です。なので、まずは脳を休ませる必要があります。しかし、「休養しなさい」と言われて、すぐに脳を休ませられるくらいリラックスできる方はなかなかいません。うつの診断書が出て、自宅でゆっくりしているにもかかわらず、仕事のことばかり考えてしまって、ちっとも休まらないという方が、外来に来られます。

そこで、心を休める環境をつくることが必要になってきます。休めといわれているのに、どうしても休めない方には、「認知行動療法（P. 66）」などの心理療法も最適です。ただし、認知行動療法は、日本にそれほど普及していません。主流はやはり、薬物療法です。しかし、今も述べたように、十分な休養をとって心と体を休ませることがうつ病治療の第一歩。薬物療法で脳の活動を無理やり落としても、長期的な効果は期待できません。

ここで環境を整えるとは、仕事場や家庭における仕事の分担を具体的に変えるということです。本人の自覚だけでなく、上司や家族の協力を得られるようにお願いする必要も出てきます。一般に、うつ病のリスクが高い、長男長女は、人にお願いすることが苦手です。

もう一つ、気をつけたいのが、うつは不眠を合併し、両者が互いに悪循環の関係に陥りやすいという点です。ストレスは、うつの原因であると同時に不眠の原因でもあります。不眠が持続すると、ストレス耐性が低下するため、うつの悪化にもつながるのです。そこで、いかに睡眠の質を上げるかが、うつの対応にとってもかぎとなります。

休養し、環境を整えてもうつが改善しなかった場合、次の段階として考えられるのが、薬物療法を取るか、薬に頼らない認知行動療法などの治療を取るかの選択です。

薬物療法は、認知行動療法と比べて、効果が早く認められる利点があります。ただし、一度薬を服用し始めると、簡単に薬の量を増やしたり減らしたり中断したりすることはできません。副作用が起きる可能性があるからです。したがって、かならず主治医の指示に従い、決められた処方を守る必要があります。ちなみに、抗うつ薬による治療で症状が改善する方は、全体のおよそ50%、症状がなくなる方は30%といわれています。

一方、うつ病の原因となったストレスを振り返って対処法を学び、精神状態を改善させるのが、認知行動療法です。ストレスがかかっている時に、自分がしてしまいがちな行動や思考や捉え方を振り返り、それらを肯定的なものに変換する、一種のトレーニングと考えていただけたらよいと思います。うつ病になりやすいといわれている生真面目で責任感のある性格も、常識から逸脱しない程度ならよいのですが、行き過ぎると、仕事などで完璧を求め過ぎて、それができない自分を過度に責めることになります。それを変えるには、自分の思考や行動パターンを見直し、ストレスを感じやすい性格から、ストレスに強い性格に自分を変化させていくことです。これは対人関係にも応用できるため、非常に有用性が高いといえます。

特殊な例もあります。卵巣機能の低下が起こる閉経前後（50歳前後）は、女性ホルモンであるエストロゲンの分泌が減退することで、いわゆる「更年期障害」が起こります。更年期障害の初期には自律神経の失調が起きますが、その一症状として、うつ病に見えて、実はうつ病ではない場合があります。更年期障害による場合には、分泌が減少したエストロゲンを補充する女性ホルモン補充療法が中心となります。また、更年期の時期は、子どもが自立し、「母親」としての役目が終わってしまったことへの寂しさや喪失感で、うつ状態に陥ることがあります。これは「空の巣症候群」と呼ばれ、鳥の雛が巣立っていった後の様子にたとえられます。そこからさらに、自らの体の老化を強く意識したり、老後の生活への不安を感じたりすると、今度は高齢者うつ病と呼ばれるようになります。自らの老いを受け入れることができないのは、完璧な自分でなくなることに抗う気持ちがあるからです。そのため、完璧な自分でなくなることを受け入れる取り組みが必要になってきます。

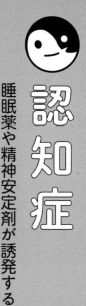

認知症

睡眠薬や精神安定剤が誘発する

医学的説明

正常に発達した脳が、何らかの原因により、記憶力・判断力などで障害を起こし、日常生活がスムーズに送れなくなる病的な状態、それが認知症です。

原因としては「アルツハイマー病」や「脳血管障害」によるものが多く、とくに高齢者の方に多く見られます。ただし、これも高齢者に多い「もの忘れ」とは、区別する必要があります。もの忘れは、一度憶えたり体験したりした内容が思い出せないこと。ただの加齢による記憶力低下で、病的ではありません。生活習慣次第で改善する余地もあります。

それに比べて、アルツハイマー病や脳血管障害は、一度起きると元に戻らないといわれています。老化による脳の血管の詰まりが原因であり、栄養や酸素が脳に送れず、脳にたまった老廃物を回収できないことで、脳がダメージを受けることによって起こります。脳の血流を増やせれば改善を期待できるのですが、残念ながら、脳の血流を増やす治療薬の効果は乏しく、治療が難しいのです。こういう治りにくいタイプの認知症は、数年～数十年単位でゆっくり進行するので、気がつかないうちに認知症になっている例も少なくありません。

脳は、状況を判断する臓器です。危険を予測し、命を守ります。そのため、危険への察知に敏感です。嫌なことや危険を本能的に察知して回避することで、ストレスを回避できるのは、脳のおかげともいえます。しかし、このストレス回避行動がずっと続くと、脳は疲労し、精神状態は悪化します。また、回避し続けているのみでは、一向に問題が解決せず、先延ばしになるだけなので、それもストレスにつながります。

だから、こういう時、現代人の多くは、精神科や心療内科を受診します。そして、医師から精神安定剤に類する薬を処方され、それを飲み続けることで、脳の安心を図ります。しかし、一方でそれは、危険を察知する能力の低下を招きます。

危険やストレスを正しく認知できない状態が慢性化すれば、精神的に楽にはなりますが、同時に脳の活動が慢性的に低下していることをも意味するわけですから、これが認知症のリスクとなるのです。精神的なストレスですぐ薬に頼ってしまう傾向のある方は、脳の活動低下が加速し、認知症が進行しやすくなるでしょう。

心理的要因

認知症は、脳がこれ以上ストレスを受けたくないというメッセージです。早急に対応するか、ストレスに対する考え方を変えるか、生き方を見直してください、これまで抑圧してきた感情を今すぐに解放してくださいという合図でもあります。例えば、怒りを表現せずに抑圧してきた方が認知症になると、脳の機能が低下しているので、感情の抑圧から解き放され、暴言を吐きます。認知症をきっかけに過食となった方は、元来は食べることに罪の意識があったのかもしれません。よく徘徊する方は、それまでの人生で何かしら探求する欲求を持ちながら、それを抑えていたのかもしれません。これらはいずれも、自分が本当は何をしたかったのかを再確認するための行動といえるでしょう。こうした行動は、同じ認知症の中でも二次的な症状であり、脳の機能低下によって直接的に発生する「中核症状（記憶障害、理解力の低下など）」に対して「周辺症状」と呼ばれています。

回復へのアドバイス

一度アルツハイマー病や脳血管障害からくる認知症になると、元に戻すことはほぼ不可能ですが、認知症になることを防いだり、遅らせたりすることは普段の予防いかんで可能です。では日常どのようなことに気をつけて過ごせばよいのでしょうか？

脳の血管の詰まりによって、脳への血流が低下したとしても、なるべく脳血流を維持できるような取り組みが必要になってきます。例えば、脳は常に、酸素と栄養を必要としていますが、酸素を十分に取り込めない肺の病気には、タバコによる肺障害である気管支喘息、閉塞性肺疾患（COPD）、肺気腫や間質性肺炎などがあります。これらの肺疾患があると、十分な酸素を脳に送ることができません。また、酸素を運ぶ赤血球が少なくなる病気に貧血があります。貧血は、ミネラル（鉄や銅）、ビタミン（ビタミンB_6やB_{12}）、たんぱく質が不足すると、徐々に悪化します。また、糖質摂取が多過ぎたりすると、新陳代謝が落ち、血液がドロドロになり、脳にスムーズに血流が行きにくくなりますので、食事のバランスは大変重要です。

姿勢も大切になってきます。最近では、スマートフォンを使う機会が増え、首を前屈させることが多くなっています。首を30度前屈するだけでも、首には強い負担がかかり、首の骨である頸椎を痛めるだけでなく、脳の血流は1／3くらいにまで低下します。首を前屈させる行動が習慣化すると、それだけで脳梗塞《こうそく》や認知症のリスクが高まるのです。首を前屈させる方は、首から肩にかけても負担がかかるので、首こりや肩こりも起きます。そして、この首こりや肩こりも脳の血流を低下させるため、認知症のリスクはますます高まります。首こりや肩こりがある場合には、冷え、食べ過ぎ、飲み過ぎ、考え過ぎ、不眠などが関与している場合がありますので、様々な生活習慣の改善が必要になります。（第2章P.78ストレートネック、P.82首こり・肩こりの項参照）

2019年に、世界保健機関から、認知症と認知機能を予防するための具体的な方法が提唱されました。世界中の人からデータを集めた結果、こういう傾向があるとしてまとめたものです。そのうち、運動に関しては、激しい運動等の無酸素運動よりもウォーキングなどの有酸素運動を推奨しています。ただし、すでに軽度の認知症がある場合には、運動療法を行っても認知症の進行は抑えられないことが多く、認知症になる前から有酸素運動を継続して行うことがすすめられています。

次に、食事に関しては、野菜や果物、雑穀や玄米などの全粒穀物、豆やナッツなどの摂取が認知症を予防する食材として推奨されています。特に野菜や果物は、1日に400g以上の摂取が望ましいとされています。ただし、野菜や果物を1日に400g以上摂取することは、欧米型の食事を習慣とする方にとっては難しいかもしれません。カロリーは糖質からの摂取を5％未満に、脂質からの摂取を30％未満に抑え、主に、たんぱく質からとることを推奨しています。そのたんぱく質は、脂肪の多い牛や豚の動物性食品からとることを控えるのが望ましいとされています。日本人にあてはめると、魚や大豆などからたんぱく質を多くとるような食事が現実的といえるでしょう。また、食塩摂取量も1日5g以下に抑えるのが望ましいとされています。

高齢者の認知症の場合は、たんぱく質とポリフェノールの摂取が推奨されています。ポリフェノールは、ほとんどの植物に含まれる苦みや色素の成分で、自然界に5000種類以上あるといわれ、体をサビから守る抗酸化作用が強く、活性酸素などの有害物質を除去する作用があります。そのため、動脈硬化や脳梗塞《こうそく》などの生活習慣病の予防に役立つことが期待されています。

食材のなかでポリフェノールを多く含むのは、野菜や果物。それらの色素に含まれる成分なので、たくさんの色の野菜や果物をとればとるほど、たくさんの種類のポリフェノールが摂取できます。一方、認知症に効果があるといわれているビタミンB、ビタミンE、多価不飽和脂肪酸（ω3脂肪酸）、マルチビタミンを含む栄養サプリメントの効能は、疑わしいと結論づけられています。

糖尿病や肥満がある場合には、特に、血糖値を上げにくい食材を選ぶことも必要です。また、これらの病気は、適切な治療を受けることで認知症の改善が期待できるとの理由から、先に治療を進めることも推奨されています。特に糖尿病は、認知症のリスク因子として挙げられています。

認知症と合併して起こるうつ症状や精神症状向けの飲む抗精神薬に、認知症の予防や進行を抑える効果はなく、薬で進行を抑えることは難しいようです。これらの抗精神薬については、通常量を飲んでいても、副作用によって認知症が急激に進行することがありますので、十分な注意が必要です。

嗜好品については、喫煙が認知症のリスクを高めるとされています。喫煙している人が認知症になるリスクは、喫煙しない人の1・3倍です。飲酒に関しては、飲み過ぎは認知症を発症するリスクを上げるものの、1週間あたり1〜6本のビール350ml相当を飲んでいる人の方が、全く飲酒をしていない人よりも、認知症のリスクは軽減されるという結果になりました。したがって、適度の飲酒は推奨されるということになります。

最後に、社会的な交流と、必要な時に支援を受けることは、その人の健康や幸福度に良い影響を与えるということで強く推奨されています。

以上のことから、認知症を予防するためには、様々な生活習慣に心を配る必要があるということになります。

それに加えて、ここではもう一つ、認知症の患者さんでなく、認知症をケアする方に向けたアドバイスもすることにしましょう。

先ほども言いましたように、アルツハイマー病や脳血管障害からくる認知症を元に戻すことはできません。しかし、周辺症状は、ケアする方が理解をもって関わることができれば、患者さんの安心につながり、状況が好転する可能性はあります。

認知症の方のなかには、発症前に本当はそうありたいと思っていた人生を実現しようとする方が多く、また、自然な感情を抱きやすくなってもいるので、子どものように見えるとは思います。そのため、「正常な知能を持っていたはずの人」と期待をもって接すると、裏切られたと感じてしまうかもしれません。そういう時に大切になってくるのが、認知症について学び、理解しようとする前向きな気持ちです。精神的には子どもと同じなので、コントロールするのは困難ですが、本人が安心することで問題行動が減る可能性はあります。ただし、介護が自分の生き方を脅かすほどの多大なストレスになるようなら、自分の身を守るために専門職のサポートを受けることも一つの方法だと思います。

column

保険診療OR自由診療？

日本では、いつでも誰でもどこでも「等しく」同じレベルの「必要最低限の」医療サービスが受けられるよう、「国民皆保険制度」をとっています。みなさんも、通常、何かしらの医療・健康保険に加入しているはずなので、治療を受けても、窓口で支払う料金が治療費総額の１～３割で済み、残る7～９割は、加入している保険組合が負担してくれます。同じ治療を異なる医療機関で受けても、治療費は変わらないというメリットがあります。

しかしその一方で、「必要最低限の」レベルを超える治療は行えません。また、保険診療の途中で、たとえそれが患者さんにとってよりよい治療であるとわかっても、保険診療を受けながら保険のカバーを越えた治療を同時に受けることを「混合診療」と呼び、日本では禁止されています。保険診療は、あくまで病気を治療するための最低限の診療であり、必要最低限の基準を超えた治療や、さらにその人に合った、病気にならないための予防や指導は保険診療に含めることができません。それを認めてしまうと、誰でもどこでも「等しく」と「必要最低限」の理念に抵触するからです。

そこで、保険診療とは別の選択肢として登場するのが、「自由診療」です。自由診療は、医療保険制度を用いない診療を指します。治療に決まりや制限はなく、患者さん一人一人に合わせた医療サービスを受けられます。先端医療や、個別医療、未病医療、予防医療はすべてこちらに含まれます。

そんなによい医療なら、すべて自由診療でよいのでは？　そう思われるかもしれません。しかし、残念ながら自由診療には、保険診療と違って患者さんの費用負担が大きいというデメリットがあります。

せめて、保険診療の途中からでも自由診療に切り替えられる、あるいは保険診療をベースに自由診療をオプションとして選択できる「混合診療」を可能にしてほしいのですが、それも現在の日本では叶わない以上、私自身は、少しでも理想に近づけられるよう、最初のご相談で、症状を取り除くことに特化した保険診療と、根本的な原因を治すことを追求する自由診療をご説明したうえで、保険診察を希望される方には他の医療機関をご紹介するようにしています。

第3章

答えは患者《あなた》のなかにある！

～病気から抜け出すための思考とツール

病気の原因となる「自分ルール」を理解する

病気を引き起こす原因の一つに、患者さんの否定的な思考や感情があります。人にはそれぞれ「自分ルール」があり、誰もがそれに従って生きています。たとえば、「男性に負けてはならない」という自分ルールを持つ女性は、「社会進出するためには、女性であることが不利だ」と思いがちです。その結果、女性らしさを否定する思考が年齢を重ねるごとに強化されていきます。婦人科系の病気にかかる女性は、女性らしさを否定する傾向が強く、これも思考が病気を引き起こしているものと考えられます。実際にこうした女性が婦人科系の病気になると、「やっぱり女性に生まれてこなければよかった」と感じてしまいます。

「弱い自分は許せない、強くあるべきだ」という自分ルールを持っている方は、完璧主義の方が多く、自分は強い存在であることを証明するための行動パターンをとりがちです。こんな自分ではだめだと自らを叱咤し、傷つけ、その結果、難病や自己免疫疾患になりやすいという傾向を持っています。

「他人を喜ばすべきだ、自分はそうする限りにおいて存在価値がある」と考える方は、日本にたくさんいます。他人に貢献するという生き方は素晴らしいと思いますが、こういう考え方があまりにも強いと、他人を喜ばすために、自分のやりたいことを後回しにしてでも、他人のために自分の時間と労力を割くことになります。そして、他人が満足するまで、他人を喜ばせる行動をし続けた結果、慢性疲労となり、腰痛や疲労骨折を起こしてしまいます。こういった方は、自分の意見や感情、身体から発せられる声、たとえばストレスで身体が悲鳴を上げているのを無視してでも、人に貢献しようとします。その一方で、心のどこかで自分が満たされていないことには空虚感、無力感を抱いています。自分は満たされていないのに、他人に貢献しなくてはならないと考え、行動し続けることに限界を感じても、頑張り続けることになります。なぜなら、他人のためにそんなに頑張らないで、自分の思考や感情を大切にするのは、「他人を喜ばすべきだ、自分はそうする限りにおいて存在価値がある」という信念に反することになるからです。

「人は急いでテキパキ行動すべきだ」と考える方は、肩こり、めまい、耳鳴り、頭痛を起こしやすくなります。効率よくテキパキ行動するには、思考の回転が自然と速くならざるをえません。しかしそれでは、力みが肩の筋肉の緊張につながり、肩こりを発症します。肩こりが続けば、頭部と身体をつなぐ首と肩の部分の血流が悪くなり、めまい、耳鳴り、頭痛を起こしやすくなるというわけです。

自分ルールは自分では気づかない無意識の縛り

人がそれぞれに持っている「○○べきだ」という自分ルールは、自分だけの常識として脳に定着しています。それは、これまでの生育過程において有益と考えられてきた信念に基づき形成されてきたルールなので、一人一人その内容は異なります。

生育過程においては、たしかにそのルールが有益だったといえるでしょう。しかし、私たちを取り巻く状況は常に変化します。生育過程で作られたルールが、その後の人生の目的に有益である可能性は、限りなく低いといえるでしょう。そのために、自分の人生の目的に合った生き方をしようとしても、過去に作られた「○○べきだ」というルールが変化を妨げ、ひいては自己実現を阻むのです。そして、そこから引き起こされるストレスが、病気の原因になるのです。

ほとんどの方は、自分ルールというフィルターを通してものごとを考え、他人を評価します。それは、あくまで「無意識」のものなので、ルールに縛られていると自分を客観的に見ることができません。まだ周りにいる人の方が、自分ルールに縛られているこちらのことを客観的に見ているかもしれません。逆に言うとそれは、周りの人がどう自分を見ているかを参考にすれば、そこで初めて自分を縛るルールに気づけるということです。そこから、病気につながる自分ルールを修正するきっかけをつかむのです。

人は病気を続ける限り、自分ルールを変えなくて済む

「疾病利得」という言葉があります。文字通り、病気になることで得られる利益です。「病気になっても得なんてないのではないか？」。そう思われる方もいるかもしれません。しかし、肯定的なことであれ、否定的なことであれ、幼い時に、自分が何をやっても周りの関心を得られなかった方にとっては、病気になることで、関心を持たれるようになるというのは、とても大きなことなのです。

病気になることで、自分が望む人間関係を構築できるなら、それは間違いなく、「疾病利得」といえます。人は、仕事や人間関係でうまくいかなくなるなどしてストレスにさらされた時、自分ルールに固執してしまい、やがて病気になります。実はこの時、無意識に「病気になる」という選択をしているのです。病気が続く限り、仕事のストレスを忘れら

れる、嫌な人に会わなくて済む、身体を休められる、周りから気を使ってもらえる、愛される、そういった疾病利得を得続けることが可能になるのです。

一旦、疾病利得を得てしまうと、人はなかなかそれを手放したがらなくなります。病気が治ったら、疾病利得まで失ってしまうことになる。それならば、病気なんか治らなくていい。そう考えるのも、たしかに不思議ではないでしょう。しかし、実際そうなったら大変です。人の心は、意識できる部分と、無意識の部分とがあるので、頭では、「病気から解放されたい」「治りたい」と思っていても、無意識の部分では、「疾病利得がなくなると不安だ」と感じて、病気からの回復を拒んでしまうのです。病気でストレスを感じている場合は特に、無意識の部分が、強く行動に影響を与え、疾病利得を手放せない。これでは、いつまでも病気がよくなることはありません。

健康になるためには、疾病利得にこだわっているといつまでも病気が治らないことを自覚し、こだわりを捨て、こうなりたいという人生の目的を明確にし、肯定的に生きる必要があります。健康な状態であれば、人生の目的を具体的に、明確に、肯定的に決めることがたやすいのですが、病気の状態では、ストレスがかかっているせいで、人生の目的を決めるのも、一筋縄ではいきません。健康な状態にある自分を想像するのも困難な場合、脳は、「病気を続けている限り、自分ルールを変えなくても済むし、疾病利得を手放さなくてよい」という考えをどんどん強化していくでしょう。自分ルールを変え、疾病利得を手放すなんてとんでもない、これまでの生き方に大きな変化を生じさせるなんて危険なことは避けた方がいいと、脳は感じるのです。そして、自分が変わるくらいなら、周りの人の考えを自分の考えで洗脳した方がリスクは少ない、だから周りの人の行動をコントロールしようと試みます。例えば、病気になった時に親に構ってもらえて、そうでなかった時には親に構ってもらえなかった過去がある方は大人になって、親や配偶者からの愛が枯渇すると、病気になることで、親や配偶者からの注目を得ようとする傾向があります。ストレスがかかるたびに、喘息などの呼吸器症状や腹痛などの消化器症状の病気になることが多い方は、もしかしたら疾病利得を無意識に感じているのかもしれません。

回復を妨げる「健康になってはならない」という自己暗示

しかし、自分が病気になっても、自分に対する周りの人の反応が自分の期待どおりでないとわかると、今度は、無力感や諦めの気持ちに襲われたり、自分は価値のない人間だと思ったりするようになるでしょう。そして、自分には病気を克服する能力がない、だから病気は治らない、病気の自分は世の中に貢献できない、生きていても価値のない無力な存在だ、幸せになるに値しない……などと感じるようになります。そして、脳はその新しい信念を強化するかのごとく、「病気が治らない理由」を探し求めるようになります。こうして、病気が治らない、不幸な人生を歩むためのマインドセットは完了です。頭では治りたいと思っていても、無意識の部分では、「健康になってはならない」という強い自己暗示に縛られます。そうなると、いかなる治療を施したとしても、病気は治りません。

病気になる原因が自分ルールへの固執なのであれば、どうしてそれに無意識の固執をしているのか理由を知る必要があります。固執することで、どんなメリットあるいはデメリットがあるのか、固執することで得られる人生は本当に望んでいた人生なのか、ストレスを避ける、問題解決の局面を避ける、恐怖を避ける、先延ばしにする、といったことが、短期的には有益に見えても、長期的に見たら本当に生きたい人生、幸せな人生を生きるのに有益なのかどうか、じっくり振り返る必要があるでしょう。

自分ルールは幼少期の体験で決まる

ところで、病気の原因となる自分ルールは、いつから自分の中にあるのでしょうか？

たとえば、こんな状況が考えられます。

幼少時に病気になった時、普段は忙しそうにして少しも構ってくれなかった母親が、つきっきりで看病してくれた。父親も、そんなことは滅多にしてこなかったのに、早々に仕事を切り上げて帰宅し、ベッドのそばで本を読んでくれた。

この時の経験から、子どもは「自分が親の関心を手に入れるには、病気にならなくてはならない」という学びを得ます。両親からすれば、普段子どもを相手にする時間が十分に取れなかったのには理由があるでしょうし、子どもが病気になったら仕事を休んでもそばについていてあげたいと思うのも素直な気持ちでしょう。しかし、時に、これが意図せず、「健康であってはならない」というメッセージになることがあります。幼少時からこうした親子のやりとりが習慣化した場合、子どもは、大人になってもこの「健康であってはならない」に無意識に従います。するとどうなるでしょう？　その子どもは、大人になっても、ストレスを感じてうまくいかない時には、病気になるという戦術を使い続けることになります。

親が子どもに意図せず発信しているメッセージは、たくさんあります。「男の子なら泣いてはダメ」という親からの言葉を、よく耳にしますが、これは、「男たるもの、悲しんではいけない」というメッセージとして子どもに伝わるかもしれません。「お兄ちゃんなんだから弟に怒っちゃだめでしょ」という言葉は、「兄は怒りを感じてはいけない、がまんしなさい」「自分を優先させてはだめよ」というメッセージとして伝わっているかもしれません。

大人になってからも、ストレスを感じた時に感情を表に出せず、たまりにたまってから一気に爆発させるタイプの方は、幼い頃に親から、この種のことを何度も言われてきた可能性が高いと考えられます。ストレスを感じても、悲しみや怒りを感じても、感じていないように振る舞う方の自分ルールは、「自分の自然な感情に耳を傾けるな」や「感情を素直に表現するな」です。このルールに大人になってからも縛られていると、自分の感情を殺し続け、最終的にはうつ病を発症します。

お腹がすいていないのに、親から「お腹がすいたでしょう？　何が食べたい？」としつこくされ、寒くないと言っているのに「寒いでしょう。服を着なさい」と言われ続けた子どもはどうなるでしょう？　おそらくは「自分の感覚よりも親（自分以外の人）の感覚を正しいと思いなさい」というメッセージが心に刷り込まれることでしょう。このようにして感情だけでなく、身体的な感覚すらも感じにくくなってしまうと、自分のお腹のすき具合が自分でわからなくなって摂食障害の原因の一つになったり、ストレスに対する身体反応（胃潰瘍や冷え症）が自分に起こっても、それを無視して病気が重症化したりすることがあります。精神疾患に悩む方の多くに、ストレスを感じると怒り、悲しみなどの感情を持たないようにするという特徴がありますが、それはそうした方たちが、「感情を持つな」や「感情を表現するな」という自分ルールに縛られていることと無関係ではないのです。

社会では通用しない自分ルール

「○○について考えるな」。この「○○」に当てはまる言葉は「お金」でも「遊び」でも「周りの人たち」でもなんでもいいのですが、親からそのように言われ続けた子どもは、いざ、大人になって、そのことについて考える必要が出てきた時に、混乱したり、不快に思ったり、頭が真っ白になったりして、問題への解決能力が著しく低下し、それがさらに、パニック発作、喘息、めまいなどが慢性的に続く原因となることもあります。まさに「三つ子の魂百まで」。親から躾と称して「感じるな」「考えるな」といわれ続けた（あるいはそのように受けとめてしまった）ことは習慣化し、大人になってからもずっと人を縛り続けるのです。

幼少時に作り上げる自分ルールは、幼少時の自分が生き抜くためのルール。言い換えれば、親に見捨てられない、気に入ってもらえるようにするためのルールです。子どもが親に反抗して見捨てられたら、それは生存の危機につながるからです。

必要なのは自己実現のための新しい自分ルール

親に見捨てられないための自分ルールが、社会に出て、有益あるいは有効に機能することは滅多にありません。社会に出ると、多くの方は、自分の生きたい人生を歩もうとします。そして、それには自己実現のための新しい自分ルールが必要です。とはいえ、自己実現のための自分ルールとは、自分も他人も大切にする生き方をして幸せになるためのルールであって、幼少時に作り上げた、親に見捨てられないための自分ルールとはまったく別物です。幼少時の自分ルールにいつまでも従って生きていると、必ず、大人になってから、社会に出て、問題に直面します。親に見捨てられないための自分ルールでは社会を生きていくことができないからです。

ところが、幼い頃からなじんできた自分ルールは、幼少期から身体に染みついていて、ほとんど意識することはなく、自動的に出てくるのが特徴といわれています。「ついつい、怒ってしまった」など、「○○してしまった」といった経験は、誰にもあるかと思います。幼い頃から培ってきた自分ルールのほとんどが「無意識」の中に存在しているということは、それがたとえ社会に不適合なルールであっても、問題を「意識」しにくい、言葉に表しにくい、自分では理解しにくいのです。

　こういうわけで、残念ながら実際に、過去の自分ルールに気づかないで生きている方はたくさんいます。また、たとえ今現在の自分ルールが社会に合っていない、あるいは自己実現につながっていないことに気がついたとしても、それを他人のせいにしたり、環境のせいにしたりすることで、できない理由の合理化を図っている方も少なくありません。

幼少期の自分ルールを書き換えるツール「感情日記」

　職場の人間関係が原因で転職を繰り返す方、毎日喧嘩を繰り返す夫婦は、もしかすると、死ぬまで、誤った自分ルールを正当化して、うまくいかないのを社会や誰かのせいにし、最後は自分のルールが理解されなかったと結論づけるのかもしれません。それもこれも、親に見捨てられないための自分ルールから脱却し、自己実現のための自分ルールを新しく確立することなしには避けられないでしょう。

ならば、自分では意識できないことを意識できるようになり、自己実現に有益でない自分ルールを見つけてそれを変えていくには、どうすればよいのでしょうか？　客観的な目でこちらの自分ルールに気づいてくれる他者から、助言やサポートを仰ぐことができれば、それらを通じて、自分ルールを言語化し、見える形にすることで自らの気づきを促せる可能性はあります。

ただし、他者の助けが必要という時点で、すべての人に等しく与えられた条件でないのはたしかです。そこで私がおすすめするのが、一人でもできる、自分ルールを書き換える取り組みの一つとして考え出された「感情日記」です。次ページ以降にその取り組み方やメリットなどについてまとめ、実際に日記を書き込むためのシートを巻末に掲載しましたので、活用してください。

「感情日記」のススメ。自分ルールを書き換えよう

感情は、日々変化します。感情には、怒り、悲しみ、不安、喜びなど複数の種類があり、それぞれの感情が高まる時もあれば、沈む時もあります。私たちは、この感情をどのように日常生活で取り扱っていくのかを、日常生活の中で深く考えることはほとんどありません。しかし、実際に病気の時やストレスがかかっている時、多くの方が、激しい感情の起伏を覚え、感情の扱いに困った経験をしているのではないでしょうか？ そうした心の不調に対し、どう感情を扱ったら、安定した感情になるのかを振り返り、自分の感情の取り扱い方を理解するプロセスを通じて、自分ルールの書き換えをしていくのが、「感情日記を書く」という方法です。

具体的には、自分が不快に感じること、あるいは感情が動いた時に、どのような思考が

働き、その思考を元にどんな感情になって、どう行動したかを振り返ります。さらにそこから、本当はどうしたかったのか、本当にしたいことを実現するためには、どんな思考になるのが望ましいのかについても自分で言葉にしていきます。それを行った結果、短期的に期待できるのは、自分の感情の起伏がコントロールできるので、前向きに生活できるようになるということです。そして、長期的には、自分ルールの存在に気づくことで、それを変えていくことが可能になります。

感情の起伏が安定すれば、不快な感情から立ち直るのも早くなります。また、その時の自分の感情を振り返る作業を通じて、自分ルールを探り、必要に応じて修正することができれば、幸福を感じやすくなり、生きたい人生を歩むことができるようになるでしょう。

感情日記は、たとえば、こんな場面を経験した後に使います。医師と患者の会話です。このとき患者さんはどのように感じているのか、みなさんも患者の立場になって一緒に考えてみてください。

医師「生活習慣を変えていくことで病気も改善しますよ」

患者「おっしゃることはわかりますが……時間がなくて」

医師「生活習慣を変えるには、自分でそのための時間を取らないと、いつまでも病気がよくなりませんよ」

患者「…………」

いかがですか？「…………」の部分には、生活習慣の見直しに取り組みたいけれど時間が取れないことを、医師に理解してもらえない悲しみの感情が込められているかもしれません。怒りをぐっと抑えているのかもしれません。いずれにしても、「…………」のままでは、何を感じているのかを客観視することができません。ところが、ひとたび感情を言語化し、文字にしてみるとどうでしょう。たちまち客観視できるようになります。客観視ができれば、感情に振り回されて時間を無駄にすることもなくなり、「…………」の部分をモヤモヤとした否定的な感情の塊ではなく、たとえば「分かりました。時間を作って取り組みますね」のように、より適切な言い方に換えることだってできるようになるでしょう。

感情日記で自分の感情を知る、肯定できる

怒りや悲しみなどの否定的な感情は、自分では避けたいと思うのがふつうです。向き合いにくい感情であるがために、言葉にするまでには時間もかかります。時間が経ち過ぎれば言葉にすることを諦めてしまうことだってあるかもしれません。でも、というより、むしろ、言葉にしなかったからこそ、いったい何について否定的な感情を抱いたのかよくわからなくなり、いつまでもその感情がモヤモヤと残ってしまうことになるのではないでしょうか？　感情日記では、そんなモヤモヤを言語化することで、「怒りや悲しみなどを感じてもいいのだ」と肯定できるようになり、怒りや悲しみの感情に秘められた、自分の本当の想いに気づきやすくなった結果、そこに隠された本当の問題を解決するヒントがつかめるようになります。本当の自分の想いに気づけば、人生の目的や目標を定めやすくなり、自分の人生にも責任をとる生き方に変わっていきます。

あるいは、病気になった時に、健康な他人を見て、「自分には無理だ」と諦めを感じたり、「どうせ自分なんてダメな存在だ」と劣等感を抱いたりしていないでしょうか？　もしかしたらそれは、幼少時から強化されてきた自分ルールのせいかもしれません。そんな自分ルールに気づき、修正できるための最強のツールが感情日記なのです。

感情日記は薬を使わない治療法でもある

心の調子を整えるのに役立つ感情日記。一日の出来事や自分の考えをこと細かに書き記す日記とは異なり、その日の印象深い感情について記録します。日々の感情の揺れを分析することで、自分とよりよく向き合えたり、気持ちの置き所としてストレスの発散や健康に役立てたりすることができます。私が感情日記を、これまで繰り返しご説明してきたように、体のストレッチや食事療法と並ぶ、薬に頼らない治療法と呼ぶゆえんです。

ただ、最近は、「感情とは何かがよくわからない」という方も増えています。そこで、主な感情の種類について、「感情分析表」（P.221）として巻末に載せましたので、それも参考にしてください。ここで補足的に説明しますと、感情には、喜び、不安、怒り、悲しみ、苦しみ、など、感情を引き起こす出来事に対して自然に湧き起こる「基本感情」と、それらの感情に伴って湧き起こる「派生感情」があります。たとえば、他者への「怒り」を感じた時、その感情を相手に直接ぶつけることができずに「悔しい」と感じたり、「不満」に感じたりすれば、それらを派生感情ととらえることができます。

自分の中に湧き起こった感情の意味を明確にするには、自分自身に問いかけることが必要です。たとえば、自然と不安な感情が湧き起こったとします。でも、それが自分にとってどういう意味での不安であるかがよくわからない時は、「不安というのは、期待どおりにいく見通しがつかない時の感情だ。では、自分はどのような期待をして、見通しが立たなかったのだろう？」と自問してみましょう。それに対する自身の答えが、「体調が良くなることを期待していながら、何か月経っても良くなる見通しが立たない」のであれば、そこに「実は想像以上に重大な病気にかかっているんじゃないか」といった「気がかり」や、「このまま働けなくなったらどうしよう」といった「焦り」の感情が派生していることに気づくでしょう。そうやって自分の感情を分析していけば、「自分が本当は何を期待しているのか？　その期待が叶わないとどんな自分への欲求が満たされなくなるか？」など、自分の心の「本質的欲求」もわかってきます。

1日5分あれば書ける感情日記

さて、自分の感情と向き合い、明確にし、分析していく方法についてご説明しました。言葉にすると一見面倒くさそうですが、あくまでも自分の心の素直な声に耳を傾けるだけですから、実際にはそれほど難しくありません。慣れればもっと簡単に、感情日記も含めて5分くらいで書けるようになるでしょう。そして感情分析表による自己分析が、後からご説明する感情日記を作成するにあたってのウォーミングアップになります。

それではいよいよ感情日記の書き込みシートを使って、具体的に書いてみましょう。書き込みシートは、巻末（P.222―223）に掲載してあります。まずはそれに目を通してください。

実際の日記を書く際には、それぞれの項目の空欄を埋めていきます。厳密な決まりはありませんが、このシートは、空欄を上から順に埋めていくだけで、自分に実際起きた不快な出来事や、それに対して本当はこうしたかったという思い、次に同じようなことがあった時にどうするのがよいか、といったことが、自然と明らかになるように工夫されています。

巻末の感情日記記入例にあるようなケースを想定してみましょう。

たとえば、体調が悪くて病院に行ったとします。そこで担当の医師に、「『質問はありませんか』と聞かれて、質問があったのに、しなかった」、これが一つのネガティブな出来事として起きたとします。そこで、実際の出来事を、シートの最初の欄である①「不快な出来事・事実（誰と何があったか／相手が何と言ったか）」の項目に書き込みます。

次は、②「反応した言動（あなたがその感情を抱くことになった言動）」の欄です。あなたが具体的に医師のどの言葉に反応したのかを書きます。この場合は、医師の「何か質問はありませんか？」という言葉ですね。医師の言動に対して、③「その時どう思ったか」？医師の質問に対して、「わからないことだらけで、こんな質問をしたら変に思われるのではないか」と考えた、であれば、そのように書きます。

あなたがそのように思った背景に、あなた自身の「恥ずかしい」という感情があった、ということであれば、④「その時の気持ち（不快感情）」のところにそれを書きます。また、その感情が（最高を100とした場合）、自分にとって何パーセントくらいの強さの恥ずかしさなのか、そこも数値化して⑤に書き込みます。ただし、あくまで自身の印象でかまいません。「すごく恥ずかしかったけど、死ぬほど恥ずかしかったというほどではない。だとしたら、80パーセントくらいかな？」といった調子で決めていきます。それで結局、⑥「その時どう行動したか」、では「質問しなかった」となります。⑦「行動した結果、どうなったか」では、「わからないまま診察が進んだ」となるでしょう。

自分の印象で答えていけば、答えは自ずと導き出される

ここまでくるとだんだん⑧「何が問題だと思っているのか」も明らかになってくるでしょう。ズバリ「質問があったのに、質問しなかった」ことですね。それに対して⑨「どこをどのように変化させたいのか」では、もし「質問をしたかったのに、しなかった」あなたが、本当は「恥ずかしくても質問できるようになりたい」と思っているのであれば、それをこの欄に書き込みます。

このように書き込んでいくうちに、たいていの方は、その時の自分の感情を冷静に見つめ直すことができてくるはずです。⑩「どう考えたら不快な感情がなくなるか」という設問に対しても、自然と答えが出るでしょう。「状況をよくよく思い出したら、そこまで恥

ずかしいことではなかった」「質問すれば問題が解決する可能性が高まるのだから、それによってもともとの恥ずかしいという気持ちも薄れるにちがいない」などの解決策が導き出されます。

最後の⑪「合理的信念に基づく感情、行動」とは、別の言い方をするなら、冷静になってその時の状況を振り返った結果、もう一度その時の感情の強さと、取るべき行動は何だったのか、ということです。「冷静に考えたらせいぜい20パーセントの恥ずかしさ」であるとか、「わからないことがあれば遠慮なく質問すればいい」とか思えるようになっていれば、そのことを書き込みます。

続けるコツは、〝書きたい時だけ適当に〟

繰り返しになりますが、うまく書こうとしないで、巻末のサンプルを参考に、たった一行「○○でこう感じた」と、感じるままに短く記すだけでかまいません。長々と詳細な内容を書かなくても、自分が後で読み返した時にわかるようになっていればOKです。毎日書かねばならないという義務感は持たないでください。ここでは主に子供時代からの「自分ルール」を変えるきっかけにするための作業でもあるわけですから、不快な気持ちになった時に、書くのがよいでしょう。

くれぐれも、一生懸命考えながら書こうとはしないでください。適当に、くらいの感じでよいのです。心の中のモヤモヤを、そのまま素直に可視化することが何より大切だからです。

巻末にある感情日記の白紙のシートは何度でも使えるように、コピーをするとよいでしょう。

おわりに

そして恒常性《ホメオスターシス》からの脱却へ――変わる勇気を持つということ

「病気を根本的に治すには、どうすればいいですか？」

これは、多くの病気の方が答えてほしい質問だと思います。しかし、この答えを明確に答えられる医師は、ほぼ存在しません。そういう私も明確には答えられません。ただ、自己免疫疾患、がんなどの難病を克服して、薬が必要でなくなるレベル、いわゆる完全回復までに治った方もいますから、そういう方がどう治療されたのかに、根本的な治療法のヒントが隠されていると考えられます。

治った方、治らない方に関係なく、誰もが、健康的に生きたいという欲求を持っています。それなら、治った方と治らない方とでは、何が違うのでしょうか？

人は、それぞれに、食事や運動をはじめとする生活習慣、対人関係、ストレスへの対応の仕方、考え方、価値観、信念、観念、環境、性格を持っています。それらの中には、病気の治癒に有益なものや有害なものが混在していて、その内容も、それぞれで異なっているのがふつうです。

治った方は、有害なものにうまく対応したうえで、有益なものを増やす方向に、自分をつくり変えていきます。

それに対して、治らなかった方は、自分をつくり変えることよりも、有害なものを排除することにばかり注力します。自分では、有害なものを排除しさえすれば、問題解決すると思っているのですが、決して自分を変化させることはしないので、方法に限界があり、問題解決がなかなか進みません。しかも、病気の方は、健康になりたい自分と、健康になりたくない自分とが綱引して、安定した状態を保つ自己イメージを、無意識に持っています。そして、そのイメージがあるために、変わりたいけれど変わりにくいと感じているのです。なぜこういうことが起きるのかというと、生体にとって変化するというのは、とてもリスクのあることであり、変化しないこと、いわゆる恒常性（ホメオスターシス）を維持することの方が、安定をもたらすからです。

生体にとって変化することにはリスクがあるといっても、もちろん、すべてがそうではない、というところがこの話のポイントです。変化には、良くなる可能性と悪くなる可能性の両方があり、健康の良し悪しがその最たるものといえるでしょう。一般に変化を受け入れやすいのは、健康な方です。それは、健康な方ほど、良くなる可能性を信じて変化を楽しめるからと考えられます。

一方、病気の方に、そんな余裕はありません。自分を変えたくはないが、健康にはなりたい、だから周りを変えようとする、すなわち依存的な選択をし続けてしまう、これが病気の方が変われない理由です。この傾向を自分で変えようとしないかぎり、病気が完治することはないでしょう。

健康になりたい「頭」と変わりたくない「心」が綱引き

頭では健康になりたいと思っていても、心がついていかない、今までのやり方を変えたくない、自分らしくない、これも病気の方にみられる、典型的な怖れです。このような方は、怖れを解消するために、なにかを実行に移すことよりも、健康になるための知識、たとえば、こうしたらやせるとか、楽になるとか、病気が治るとかといったことに関する新しい知識（だけ）を一所懸命身につけようとします。しかし、それでなにが変わるでしょうか？　一時的には、増えた知識をもとに健康になれるかもしれませんが、結局は悪い方向に恒常性が働き、改善は長続きしません。やり続けたらよくなると思われるかもしれませんが、残念ながら、そうできる方はほとんどいません。知識をため込んだ頭と、怖れに支配された心とがせめぎ合い、葛藤した時、その人は自分には安全と思われる方に流れ、結果的として怖れに屈することになります。

「知識を身につけたから」「本を読んだから」というだけで病気が治るわけではないことを、改めてここで強調したいと思います。せっかく本書を手に取っていただいた読者のみなさんには矛盾していると思われるかもしれませんが、本書はあくまで、体の不調と向き合うためのきっかけをつかむお手伝いをするものです。仮にあらゆる病気に関する知識を持っていたとしても、変化に対する怖れを受け入れ、向き合い、克服するプロセスなしに、治癒することはないのです。

では、知識に頼らず、この恒常性からどう脱却して、病気を改善させる力を得ることができるでしょうか？　いくつかおすすめしたいことがあります。

一つは、これ以上知識を得ることを一旦やめましょう。まったくその病気の知識がないという状況ならともかく、慢性の病気を持っている方なら、治療法に関する情報をネットで検索するなどして、ある程度の知識を得ているはずです。そういう方にとって、最も必要なのは知識ではなく、「怖れ」「依存」を克服することです。そこから目を背けたいがためにいつまでも知識を蓄積し続けることは、怖れと向き合うのを遅らせることにつながります。なにか自分がまだ知らない、特別な治療があったらいいなと思ってネットサーフィンし続ける方は非常に多いのですが、今すぐそこから手を引きましょう。

普段とは逆の方法
違った行動をとる

そうしたら次は、怖れでこれまで避けてきた行動をとってみましょう。その多くは、「普段と逆の方法、違った行動」になると思います。健康に向かう行動をまず、たとえ怖れを抱えながらでも、実行することが大切です。たとえば普段恥ずかしくて言いたいことが言えず、そのストレスから腹痛になるという方であれば、まずは、どんどん発言すること、違和感や怖れだらけでも、とにかくやりきることです。悲しめない、涙を流せないことが病気の遠因になっていることがわかったら、涙が出るまで「涙活」する。人に会うのが怖くて引きこもっている方は、少しでも人に会う、多忙で動悸のすることが多い方は、仕事の依頼を一部断る。すべてどれかは、みなさんが変化を怖れて実行できなかったことだと思います。

今まで選択してこなかった行動の最初の一歩を踏み出すと、ゆっくりとではあっても、これまでにない経験から、新しい感情や新しい考え方が芽生えます。そうやって、「普段と逆の方法、違った行動」をとることを繰り返しているうちに、少しずつ、症状や病気の改善という観点から、新しい行動のうちのどれが有益なのかがわかってくるようになるでしょう。複数の新しい行動パターン、感情やイメージ、思考を手に入れることで、健康に向かうベストな選択が、試行錯誤しながらもできるようになるのです。

〝直面〟が起きた時にはじめて病気は治癒に向かっていく

試行錯誤の中では、当然うまくいくこともいかないことも増えてきます。うまくいかなかった際には、自分の課題に〝直面〟することが増えます。ここでいう〝直面〟とは、うまくいかない自分の課題と向き合い、どうしたら、うまくいくかを考えなければならない状況のことです。〝直面〟する状況が生まれ、それと向き合うようになると、できない自分を受け入れ、こうなりたいという自分の姿が見えてきて、「病気から健康に向かうための強いエネルギー」が生まれます。そして、このエネルギーを原動力に「恒常性からの脱却」が始まる時、はじめて病気は快方に向かいます。〝直面〟が治癒の最大のきっかけになるのです。

ちなみに、〝直面〟の反対は「逃避」です。人は、ある程度のストレス耐性がないと、なにかにつけて逃避しがちなもので、なかなか〝直面〟する気が起きません。病気であればなおさらです。通常よりもストレス耐性が低下しているので、余計に〝直面〟することを避けるようになります。患者さんの中には、「私は大丈夫です」「今のままで十分です」「変わらないでいいと確信しました！」と言う方をよく見かけますが、私に言わせればこれらは、典型的な逃避パターンです。なにしろ、病気のままで大丈夫です、病気のままでいいと確信しました、と言っているのですから。

このように、多くの方は、〝直面〟することを怖れて、日頃から「普段と違った行動」をとることをしたがりません。病気の方は、健康になるということが頭でわかっていても、〝直面〟を避け、「安全圏」（と、自分では思っている領域）で生きようとします。〝安全圏〟にいれば〝直面〟が起きないからです。けれども、〝直面〟から逃避してしまって、自分の間違いに気づかずにいる方は、病気から回復するチャンスを永久に失い続けます。もともと、そういう方は、病気を自覚することができず（不感）、そのせいで手遅れになりやすいという傾向もあります。

「〝直面〟することを怖れないで」――そういわれても、最初の一歩を踏み出すのは何事においても大変です。その時に、とてつもない、大きな葛藤が生じる可能性があるので、自分一人でその状況と対峙するのは難しいかもしれません。

〝直面〟できる人は「愛」を受け取れる人

ある講演会でも、「〝直面〟することが怖くて、前に進めない場合にはどうしたらいいですか？」という質問があったので、私は次のように回答しました。

「その場合は自分だけでは対応できません。誰かが、愛をもって、あなたにかかわることで〝直面〟する勇気が生まれ、それが起きるかもしれませんね。ただし、そのためには、あなた自身が他者からの愛を素直に受け取れる人であることが前提です。それでもすぐには〝直面〟が起きないかもしれません。でも、誰かが、あなたにその状況が起きるまで辛抱強く愛を持ってかかわってくれていれば、かならず事態は好転するでしょう。そういう人は、あなたの近くにいるかもしれませんし、いないかもしれません。いずれにせよ、病気になった時に、あなたができることは、病気を治すというゴールを明確に持ち、その上で、人の愛を少しでも受け取るように努めることだと思います」

人の愛を感じられれば、「自分は一人ではない、自分には応援してくれる味方がいる」と思えて、健康に向かおうという気持ちが加速します。もちろん、その大前提には、病気を治すというゴールを「明確に」持つ必要がありますが、自分の目標達成を周りの人が協力したい、手を差し伸べたいと思ってもらえる人でいられたら、きっと今の病気とも向き合えるはずです。また、そういう人であってほしいと私も思います。

最後に、こんな質問があったこともお伝えしておきましょう。

「人の愛を感じられない自分はどうしたらいいですか?」

それに対して、私は、「本当に人の愛を感じていないのなら、あなたはどうやって、今の年齢まで生きてこられたのですか？」と返答しました。実際、自分で特に自覚していないだけで、ある程度の年齢までまともな暮らしができている方が、他者と愛のある関係を一切結ばずにきたとは考えられません。おそらくその質問は、今現在、愛を枯渇させていて、もっと愛してくださいという、その方の心の表れなのだと私は推察しています。そして、そういう方が、人の愛を感じられるようになるくらいに、無尽蔵の愛を届けられるようにするのが、真の医療のあり方です。

ただし、医療にもビジネスの側面があるので、実際の現場で希望を叶えてくれる所はなかなかないでしょう。もちろん、いつかはすべての医療現場が愛の感じられる場所であることが理想ですが、今はせめて、私が患者さんと向き合う時には、愛をもって接する、そんな医療をこれからも目指していければと思っています。

笠木伸平

「感情分析表」(P.221) でウォーミングアップ

自分の感情を明確化し分析する

↓

「感情日記」記入例 (P.222) を参考に、「感情日記」(p.223) の空欄を上から順に書き込んでいくだけ

注意！先にコピーをとっておこう

↓

コツは

- ☑ **毎日でなくてもよい、書きたい時に**
  おすすめは不快な気持ちになった時
- ☑ **あくまで自身の印象で、短く**
- ☑ **義務感で書かない**
- ☑ **一生懸命書かない、適当に、くらいがちょうどいい**
- ☑ **字は自分が読めればOK**

↓

詳しくは第3章「『感情日記』のススメ。自分ルールを書き換えよう」(P.196-207) のところをもう一度読もう

基本感情		派生感情	感情の意味の明確化法	心の本質的欲求
喜び	期待が叶えられた時	嬉しい、楽しい、快感、共感、満足、勇気、幸せ、安心、自信、好意、感謝、感動、いとしい、開放感、充実感、安らぎ	・・というのは、期待が叶えられた時の感情ですが、どんな期待が叶えられたのですか？	その期待が叶うと、以下のどんな自分への欲求が満たされますか？ ♥**慈愛欲求** 人を認め、愛したい ♥**自己信頼欲求** 自分を信じ、認めたい ♥**慈愛願望欲求**求 人から認められ、愛されたい
	期待が叶えられそうな時	使命感、願望、意欲、成長、期待、憧れ、尊敬、畏敬、希望、興味、決意	・・というのは、期待が叶えられそうな時の感情ですが、どんな期待が叶えられそうですか？	
不安		心配、気がかり、パニック、焦り、見捨てられる怖れ、生命の危機、自己否定の怖れ	・・というのは、期待通りにいく見通しがつかない時の感情ですが、どのような期待をして見通しが立たないですか？	その期待が叶わないと、以下のどんな自分への欲求が満たされなくなりますか？ ♥**慈愛欲求** 人を認め、愛したい ♥**自己信頼欲求** 自分を信じ、認めたい ♥**慈愛願望欲求** 人から認められ、愛されたい
怒り	他者に対する	嫉妬、軽蔑、不満、悔しい、敵意、嫌悪感、攻撃心、拒否感、憤り、憎しみ、恨み、むかつき	・・というのは、相手に当然こうあるべきという期待がありますね？どのようなことですか？	
	自分に対する	恥ずかしい、自己嫌悪、同情心、後悔、自責、罪悪感	・・というのは、自分に当然こうあるべきという期待がありますね？どのようなことですか？	
悲しさ		悲哀、寂しい、孤独感、無力感、絶望、喪失感、虚しさ、せつない、不条理、失望、諦め	(自分や相手に)期待していたものを失ったり、失いそうな時の諦めの感情ですが、どのような期待を諦めているのですか？	
苦しさ		つらい、苦痛、苦悩、しんどい	期待通りにいかないことが続く時の感情ですが、どんなことが続いているのですか？(不安、悲しさ、怒りのどれが続くのか？)	

SATカウンセリングの便利シート（2003年版）©宗像恒次 1996年 小森まり子 2000年 矢島京子 2003年一部追補　参照
本表は、著者がクリニックで使用しているものを編集サイドで本書籍用にアレンジしたものです。

「感情日記」記入例 巻末III

出来事があった日　　年　　月　　日	記入年月日　　年　　月　　日	氏名
①不快な出来事・事実 （誰と何があったか／相手が何と言ったか）	先生が「なにか質問はありませんか？」と聞いてきたのに、 質問できなかった	
②反応した言動 （あなたがその感情を抱くことになった言動）	「何か質問はありませんか？」	
③その時どう思ったか	わからないことだらけで、こんな質問をしたら 変に思われるのではないか	
④その時の気持ち（不快感情）	恥ずかしい	
⑤感情の強さ （最高を100とした場合、何%）	80%	
⑥その時どう行動したか	質問しなかった	
⑦行動した結果、どうなったか	わからないまま診察が進んだ	
⑧何が問題だと思っているのか	質問があったのに、質問しなかった	
⑨どこをどのように変化させたいのか	恥ずかしくても質問できるようになる	
⑩どう考えたら不快な感情がなくなるか	質問すれば、問題が解決する可能性が高くなる。たとえ変に 思う人がいたとしても、恥ずかしいのがずっと続くわけではない	
⑪合理的信念に基づく感情、行動	恥ずかしさ20% わからないときは質問する	

「感情日記」 巻末IV

出来事があった日　　年　　月　　日	記入年月日　　年　　月　　日	氏名
①不快な出来事・事実 （誰と何があったか／相手が何と言ったか）		
②反応した言動 （あなたがその感情を抱くことになった言動）		
③その時どう思ったか		
④その時の気持ち（不快感情）		
⑤感情の強さ （最高を100とした場合、何％）		
⑥その時どう行動したか		
⑦行動した結果、どうなったか		
⑧何が問題だと思っているのか		
⑨どこをどのように変化させたいのか		
⑩どう考えたら不快な感情がなくなるか		
⑪合理的信念に基づく感情、行動		

NPO法人大阪ワンネス人材育成機構「感情日記」参考
本表は、著者がクリニックで使用しているものを編集サイドで本書籍用にアレンジしたものです。

笠木伸平（かさぎ・しんぺい）

医学博士・内科医。西洋医学に東洋医学、栄養学、心理学等を組み合わせた医療を提供。
神戸大学大学院医学系研究博士課程修了。2011年から3年間、米国国立衛生研究所に特別研究員として在籍。帰国後は神戸大学医学部付属病院検査部副部長を務める。2018年～2023年、みなと元町内科クリニック院長（神戸）。2023年より笠木ウェルネスクリニック院長（京都）として研究の傍ら、予約制で診療も行う。大学時代からヨットを始め、東京オリンピック2020では、神奈川県藤沢市にてセーリング部門の競技役員を務める。兵庫県芦屋市出身。

装丁・本文デザイン　熊谷昭典（SPAIS）
装画　西陰志保
本文イラスト　Sage
編集協力　神田賢人（office MOSAIC）
編集　伊藤明子

薬に頼らず対話によって病気を治す本

2024年１月９日　第１刷発行

著者　笠木伸平
印刷・製本　シナノ書籍印刷株式会社
発行人　伊藤明子
発行　モザイク出版
〒225-0002神奈川県横浜市青葉区
美しが丘1-13-10　吉村ビル107
tel & fax　045-937-0771
http://www.officemosaiccreative.com

ISBN978-4-9912902-0-6